Markus Lehnert
Sag, was du isst, und ich weiß, was du fühlst

Markus Lehnert

Sag, was du isst,
und ich weiß, was du fühlst

Allegria

Wichtiger Hinweis

Die Ratschläge in diesem Buch sind vom Autor und dem Verlag sorgfältig erwogen und geprüft. Sie bieten jedoch keinen Ersatz für kompetenten therapeutischen oder medizinischen Rat. Jeder Leser ist für sein eigenes Handeln selbst verantwortlich. Alle Angaben in diesem Buch erfolgen daher ohne jegliche Gewährleistung oder Garantie seitens des Verlages oder des Autors. Eine Haftung des Autors bzw. des Verlages und seiner Beauftragten für Personen-, Sach- und Vermögensschäden ist ausgeschlossen.

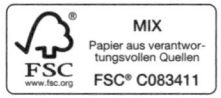

Allegria ist ein Verlag der Ullstein Buchverlage GmbH

ISBN 978-3-7934-2302-7

© 2016 by Ullstein Buchverlage GmbH, Berlin
Lektorat: Gudrun Jänisch
Umschlaggestaltung: ZERO GmbH, München
Satz: Keller & Keller GbR
Gesetzt aus der Minion
Druck und Bindearbeiten: CPI books GmbH, Leck
Printed in Germany

Für Melanie, meine Frau

In liebender Dankbarkeit
für Deine Unterstützung für meine Tätigkeit
als Hypnosetherapeut (CHt) von Anfang an.

»Wenn dies Dein Weg ist, dann gehen wir ihn mit Dir!«

Inhalt

Vorwort

W ir sind Emotionen. Durch und durch. Alles, was wir tun, alles, was wir sind, ist emotional bedingt. Nichts, aber rein gar nichts passiert, ohne dass wir emotional beeinflusst wären. Wir fahren in den Urlaub, weil wir die Auszeit genießen, uns gut fühlen. Vielleicht wollen wir uns auch einfach nur belohnen für etwas, was wir gut gemacht haben oder fliehen sogar vor etwas. Wir arbeiten hart, weil uns die Arbeit befriedigt und Spaß macht oder vor lauter Verzweiflung nicht mehr wissen, woher wir das Geld für unsere Rechnungen nehmen sollen. Wir lieben unseren Partner, weil wir uns eins mit ihm fühlen, immer in seiner Nähe sein wollen. Er gibt uns, was wir brauchen. Vielleicht haben wir gelernt, uns anzupassen, oder wir haben sogar Angst davor, ihn zu verlieren, unseren Status aufgeben zu müssen. Wir fühlen uns schuldig, schämen uns, sind wütend, hegen Groll, sind verzweifelt. Wir fühlen uns geborgen, akzeptiert, sicher, angenommen. Wir fühlen uns unter Druck gesetzt, gestresst, weil wir nicht mehr weiterwissen, uns alleine, hilflos, ausgeliefert fühlen.

In meine Praxis für Hypnosetherapie kommen täglich Menschen zu mir, die verschiedene Probleme haben und sie loswerden möchten: Krankheiten, körperliche, geistige oder seelische Beschwerden, Blockaden, generelle Unzufriedenheit, das Bedürfnis nach Sinn im Leben oder dergleichen. Einige haben bei ihrem Krankheitsbild sogar die Diagnose unheilbar bekommen.

Was auch immer diese Menschen zu mir führt, sie haben nach meiner Erfahrung heraus fast alle die gleichen Probleme.

Sie fühlen sich selbst nicht mehr. Es fällt ihnen schwer, klar zu benennen, wie es ihnen geht und was sie eigentlich brauchen würden. Die meisten befinden sich in einer Opferhaltung und beklagen sich, wie sehr ihnen das Leben zusetzt. Viele können mir sagen, was sie nicht mehr möchten. Aber nur wenige können sich vorstellen oder benennen, was sie eigentlich möchten. Jedoch sind auch die Vorstellungen von dem, was einem nicht guttut, oftmals sehr unpräzise. Meine Klienten haben meist schon lange den Bezug zu sich verloren und kennen sich selbst nicht wirklich. Sie haben sich mit dem Leben arrangiert und auf das Funktionieren zurückgezogen. Vegetieren in ihrer eigenen Komfortzone, die sie sich schön eingerichtet haben, damit sie diese nicht als selbstgewähltes Gefängnis wahrnehmen. Wie es ihnen eigentlich geht, was gewisse Situationen mit ihnen machen, sind Fragen, die hilflos mit einem »Ich weiß es nicht«, beantwortet werden.

Dabei weiß ich nur zur gut, wie sich so etwas anfühlt. Vor allem zu erkennen, dass man sich selbst eigentlich nicht mehr kennt, weder genau weiß, was man nicht will, noch eine Ahnung hat, wohin die eigene Reise eigentlich gehen sollte. Dies war auch für mich einmal in einem bestimmten Lebensabschnitt ein heilsamer Schock. Und genau diese Momente der Offenheit erlebe ich heute immer wieder in meiner eigenen Praxis, wenn meine Klienten beginnen, ihre Fassade bröckeln zu lassen und ehrlicher mit sich selbst zu sein. Sich selbst gegenüber offenbaren, wie es wirklich in ihnen aussieht. Nicht weil ich es ihnen vorsage oder sie darauf stoße, sondern weil sie den Raum bekommen, es selbst zu erfahren.

Eine der wichtigsten Fragen, die ich meinen Klienten in meinen Sitzungen stelle, lautet: »Wie ernähren Sie sich?« Ich möchte nicht nur wissen, was sie alles täglich essen, sondern auch, was sie gerne essen würden, wenn sie die Gelegenheit dazu hätten.

Wie oft wünschen wir uns im Alltag eine bestimmte Speise, wir besitzen aber weder das Wissen noch die Fertigkeit oder gar die Zeit oder die Lust, uns diese selbst, stundenlang in der Küche stehend, zuzubereiten. Stellen Sie sich daher einfach mal vor, ein Koch würde Ihnen 24 Stunden jegliche kulinarischen Wünsche von den Augen ablesen und für Sie diese Gerichte kochen. Also, was essen Sie, und was würden Sie essen, wenn Sie die Möglichkeit dazu hätten?

Die Antworten lassen tief blicken. Einerseits ist es den meisten Menschen gar nicht so bewusst, was sie alles genau essen, da sie sich selten damit befasst haben. Andererseits sind sie im Nachhinein sehr erstaunt, was man alles über sie in Erfahrung bringt, wenn man ihren Speiseplan versteht. Selbst nach Jahren amüsiert es mich immer wieder, wenn meine Klienten teilweise komplett überrascht sind, welch genaues Bild ich von ihren Eigenheiten und Bedürfnissen habe, nur weil sie mir mitteilen, wie sie sich ernähren. Sag mir, was du isst, und ich weiß, was du fühlst. Volltreffer.

Ich möchte Ihnen zeigen, wie man auf Grundlage dieser Erkenntnisse einen Weg aus den oft festgefahrenen emotionalen Zuständen findet und das Leben aktiv so gestalten kann, dass körperliche, geistige und seelische Beschwerden dauerhaft gelöst werden.

An dieser Stelle ist es mir wichtig, darauf hinzuweisen, dass die Erkenntnisse über die Ernährungsgruppen, wie sie in diesem Buch beschrieben werden, sich zwar in vielen Elementen mit der Jahrtausende alten Weisheit des Ayurveda, der Traditionellen Chinesischen Medizin und der Maslowschen Bedürfnishierarchie (bekannt als Bedürfnispyramide) decken, aber nicht davon abhängig sind oder sich gar von diesen vereinnahmen lassen. Die in diesem Buch niedergeschriebenen Erkenntnisse sind meine Erfahrungen der täglichen Arbeit in meiner Hypnosepraxis und beruhen nicht auf dem Studium des Ayurveda, der Chakren, der Traditionellen Chinesischen Medizin und der Maslowschen Bedürfnispyramide.

Dieses Buch soll vermitteln, wie viel wir von uns verraten, nur weil wir essen, was wir eben essen. Die aufgeführten Praxisbeispiele stammen alle aus meiner eigenen Praxistätigkeit und sind mit vorheriger Zustimmung der jeweiligen Personen hier abgedruckt. Die Namen wurden jedoch aus Schutz der Persönlichkeitsrechte verändert. Die Praxisbeispiele helfen Ihnen, das gemeinsam erarbeitete Hintergrundwissen in realen Fällen zu sehen. Sie geben Ihnen auch ein Gefühl, wie viele Informationen nötig sind und zusammenhängend betrachtet werden müssen, um ein klareres Bild von dieser jeweiligen Person zu erhalten. Aus diesem Grund enthalten die Praxisbeispiele Informationen und Erkenntnisse, wie wir sie auch in einem Gespräch mit dem Klienten bekommen.

Ich nehme Sie also mit auf eine Reise, die das Leben schreibt. Ich werde Ihnen zeigen, wie spannend das Lesen der Spuren ist, die uns unser Gegenüber bewusst oder eben noch viel mehr unbewusst zur Verfügung stellt. Lassen Sie uns gemeinsam diese Reise beginnen und lernen Sie sich selbst von Seite zu Seite besser kennen.

* * *

Sprachregelung

Zur Vereinfachung beim Schreiben und Lesen wird immer die männliche Form verwendet, der Klient, der Therapeut usw. Dieser Artikel dient als allgemeiner Gattungsbegriff und schließt weibliche Personen automatisch ein.

Du bist, was du isst

Auf die Frage, warum wir essen, was wir essen, werden wir meist die Antwort bekommen: Weil es mir schmeckt und ich meinen Körper mit Nährstoffen versorgen will. Geschmäcker sind bekanntlich verschieden. Männer lieben insbesondere Fleisch, Frauen sind in ihrer Ernährung erfahrungsgemäß offener. Auch die Jahreszeiten spielen bei unseren Ernährungsgewohnheiten eine große Rolle. Während bei kaltem Wetter vermehrt eher Fettreiches gegessen wird, kann es im Sommer hingegen oftmals nicht leicht genug sein. Selbst Kinder ernähren sich manchmal anders als Erwachsene. Manche Menschen zieht es eher zu Fastfood, andere legen mehr Wert auf Vielfalt, Ausgewogenheit und auf die Qualität der verwendeten Zutaten. Was ist der Grund, dass manche Menschen lieber scharf essen, andere hingegen sehr süß, ausgewogen, ölig oder eher eiweißreich? Diese Fragen werde ich nach und nach beantworten, damit Sie Schlüsse für Ihre eigene Lebensweise daraus ziehen.

Essen schafft oft Genuss, kann pure Lust sein. Wenn es etwas zu feiern gibt, bekommt das Essen einen sehr zentralen Stellenwert, an dem sich die Wertschätzung für die daran teilnehmenden Personen ablesen lässt. Denken Sie an Geburtstage, Familienfeiern und dergleichen. Wenn wir jemanden besonders beeindrucken möchten, treffen wir uns zum Essen. Rendezvous sind hierfür ein gutes Beispiel, ebenso Geschäftsessen. Ostern, Thanksgiving oder ähnliche staatliche, traditionelle oder religiöse Festtage wären ohne eine zentrale Stellung des Essens nur schwer denkbar. Anscheinend hat Essen auch eine soziale Komponente, die wir ebenso betrachten müssen.

Essen kann aber auch Belohnung sein, eine besondere Speise ein Motivator, diese berühmte sprichwörtliche Karotte, der wir nachlaufen, sogar ein Zeichen der Wiedergutmachung für erlittene Unannehmlichkeiten. Essen oder Trinken kann Trost, auch Ablenkung sein, unter Umständen sogar Bestrafung. Kommt Ihnen das bekannt vor?

Wann wir was essen, hängt also anscheinend von vielen Komponenten ab. Interessanterweise wurde bislang immer nur versucht, die Begründung für unseren Geschmack und kulinarische Vorlieben im Außen zu suchen. Vielleicht sollten wir einfach den Blickwinkel verändern und uns fragen, was Essen mit uns macht. Glücklich, sagen die einen. Andere bekommen ein schlechtes Gewissen, wenn sie etwas Bestimmtes essen. Die Lust am Essen oder der Spaß am Leben kann im Vordergrund stehen. Essen kann unterhaltend sein, sozial verbindend, eine Ehrerbietung und vieles mehr. In jeder Situation fühlen wir aber etwas beim Essen. Mit Essen sind also auch Emotionen verbunden. Emotionen sind aber nie allgemeingültig, sondern immer nur vom Standpunkt des Fühlenden, des Erlebenden richtig und wahrhaftig. Fühlen wir uns also gut, wenn wir etwas Bestimmtes essen, oder essen wir, wenn wir uns auf eine bestimmte Art und Weise fühlen?

Hier beginnen wir also die Betrachtung von rein äußeren Umständen auf unser Inneres zu legen. Nicht was unser Umfeld mit uns macht, sondern wie wir darauf reagieren. Das, was wir fühlen, steht im Mittelpunkt. Egal womit wir in unserem Leben konfrontiert werden, immer reagieren wir darauf. Jede Situation, die uns widerfährt, hinterlässt emotionale Spuren bei uns. Ob wir uns diesen nun im jeweiligen Augenblick bewusst sind oder nicht, stets löst ein äußerer oder innerer Impuls bei uns etwas aus. Er lässt uns lebendig fühlen, animiert uns noch mehr, am Leben teilzuhaben – egal, ob wir diese Emotion schätzen und für uns akzeptieren wollen oder diese und die daraus resultierenden Gefühle lieber verdrängen. Emotionen scheinen ein zentraler Bestandteil unseres Lebens zu sein.

Aber schauen wir genauer hin. Unsere Emotionen bestimmen sogar unser Essverhalten. Je besser wir uns fühlen, desto eher greifen wir beim Essen oder Trinken zu. Im Idealfall geht es uns einfach nur gut, wir sind entspannt und freuen uns über die Einzigartigkeit des Moments. Wir sind ausgelassen, tanzen und sind offen für viele weitere positive Eindrücke. Essen und Trinken gehören hier einfach dazu. Aber auch in nicht so schönen Momenten, zum Beispiel in Zeiten der Trauer, der Angst oder Wut, wenn wir uns schuldig fühlen oder schämen, verändern Emotionen unser Essverhalten. Uns bleibt der Bissen im Hals stecken, wir bekommen nichts mehr runter, schlingen einfach etwas in uns hinein, um uns abzulenken oder gar zu betäuben, greifen nach »Nervennahrung« und dergleichen. Wie passt das aber mit externen Faktoren zusammen wie zum Beispiel mit kulturellen Eigenheiten, klimatischen Bedingungen etc.?

Natürlich erscheint es auf den ersten Blick widersinnig zu behaupten, dass Menschen, die in einem ähnlichen Kulturkreis oder in vergleichbaren Klimazonen leben, auch ähnlich fühlen müssen. Sie können zu Recht anführen, dass jeder Mensch in anderen Lebensumständen lebt, die sich teilweise auch täglich verändern. Und ich würde Ihnen sogar zustimmen. Dennoch wage ich zu behaupten, dass wir beide – Sie und ich – recht haben.

Jede Gesellschaft verbindet Menschen auf einer gemeinsamen Basis, die ihnen vertraut ist und mit der eigenen Sicht konform geht. Menschen haben also ähnliche Verhaltensmuster, fühlen ähnlich und sind demnach emotional ähnlich aufgestellt. Auch wenn die Ausprägungen im täglichen Leben sich verändern mögen und höchst individuell sind, teilen wir ein gemeinsames, emotionales Erbe und Verständnis.

Unsere Emotionen haben also einen zentralen Stellenwert in allem, was wir tun. Auch in dem, was wir essen. Wir essen das, wie wir uns fühlen. Viele meiner Klienten stimmen mir unmittelbar zu, weil sie selbst diese Erfahrung gemacht haben. Einige versuchen sich aber noch dagegen zu wehren, weil es ihr angestammtes Weltbild zu verändern droht. »Meine Figur ist also eine Konsequenz aus meinen Emotionen?« Das darf nicht sein! Solange ich die Schuld im Außen suchen kann, muss ich mich nicht so sehr mit mir selbst auseinandersetzen. Wir haben uns doch unser Leben in unserer eigenen Komfortzone so bequem eingerichtet. Alles was positiv ist, geht auf unser Konto. Bei allem Negativen delegieren wir die Verantwortung gerne auf andere oder äußere Faktoren – bewusst oder unbewusst. Und sind wir doch einmal ehrlich mit uns selbst: Verhalten wir uns nicht alle von Zeit zu Zeit so ähnlich und gehen lieber den Weg des geringsten Widerstands? Sich selbst als Opfer zu sehen ist manchmal leichter und angenehmer als die Verantwortung für sich selbst zu übernehmen. Zu akzeptieren, dass wir emotionale Wesen sind. Zu erkennen, dass unser Essen, unsere kulinarischen Vorlieben ein Spiegel sind, der uns schonungslos unseren eigenen emotionalen Zustand vor Augen führt.

Bevor wir hier aber tiefer einsteigen, möchte ich Ihnen einige Grundlagen vermitteln, die es uns erleichtern, ein gleiches Verständnis von uns selbst zu entwickeln.

Sag mir, was du isst, und ich sage dir, welches Leben du führst

Wir denken meist, dass unser Verstand, unsere oberste Bewusstseinsschicht, uns zu dem macht, wer wir sind. Wir können alles kontrollieren, analysieren, bewerten und beurteilen, kritisch hinterfragen und in logische Zusammenhänge bringen. Unser Wille, die eigentliche Motivation unseres Verstandes, ist in der Lage, all das umzusetzen, was wir uns in den Kopf setzen. Unser Wille muss dafür nur stark genug sein. Ist unser Verstand somit das Maß aller Dinge, unsere höchste Instanz? Kommen wir wirklich mittels Denken und Überlegen besser durch das Leben?

Neurowissenschaftler haben in den letzten Jahren sehr eindrucksvoll bewiesen, dass unser Verstand nicht einmal 10 Prozent unseres Wesens ausmacht. Über 90 Prozent wird von unserem Unterbewusstsein bestimmt. Manche Wissenschaftler gehen sogar noch weiter und sprechen unserem Bewusstsein nur maximal ein Prozent dessen zu, was wir willentlich beeinflussen können. 99 Prozent oder sogar mehr wird demnach vor allem von unseren Emotionen bestimmt bzw. von dem, was wir emotional mittels eines Gefühls in unserem Gehirn abgespeichert haben.

Was genau sind aber nun der Verstand, das Unbewusste und das Unterbewusstsein? Die Psychologie unterteilt unser Bewusstsein grob in das eigentliche Bewusstsein und in das Unbewusste. Ersteres bezeichnet stark vereinfachend unseren Verstand. Hier stehen primär Logik und Ratio im Mittelpunkt.

Er zeichnet sich durch seine binäre Vorgehensweise aus, d. h. er verarbeitet vor allem Situationen und Aussagen mittels Ausschlusskriterien wie richtig oder falsch, gut oder böse, ja oder nein. Dies ist eine Grundvoraussetzung, um in Gefahrensituationen schnell einen der Situation angepassten Kampf- oder Fluchtimpuls zu initiieren. Aufgrund seiner linearen Verarbeitung ist dieser Teil unseres Bewusstseins in der Lage, einen errechneten Wert von 7 bis 40 Bit pro Sekunde zu verarbeiten. Dies entspricht in etwa lediglich einem Gedanken oder maximal 4 bis 5 Informationseinheiten, die zeitgleich verarbeitet werden können – ist also nicht sehr viel. Mehr würde unseren Verstand bereits überfordern. Es reicht aber aus, um die eigentliche Aufgabe des Verstandes zu rechtfertigen: unser Überleben zu gewährleisten. Dabei sind Wille und Neugier die zentralen Antriebsfedern, die sich primär mittels Gedanken und Wünschen kundtun.

Das Unbewusste dagegen beschreibt denjenigen Teil der menschlichen Psyche, in dem viele unserer lebensnotwendigen körperlichen Funktionen gänzlich unbewusst gesteuert werden und worauf wir logisch-rational und willentlich so gut wie keinen direkten Zugriff haben. Dazu gehören alle grundlegenden, archaischen, unwillkürlichen Körperfunktionen, insbesondere die Steuerungen des Nervensystems, des Herzschlags, der Atmungsfrequenz, der Verdauungsprozesse und des Immunsystems, unsere Instinkte und Triebe und vieles mehr. Aufgrund seiner Fähigkeit, Informationen parallel zu verarbeiten, ist das Unbewusste in der Lage, mit riesigen Datenmengen in Multitasking-Manier umzugehen. Mit einer potenziellen Kapazität von bis zu 40 Milliarden Bit pro Sekunde kann es ca. 11 Millionen Informationseinheiten gleichzeitig aufnehmen und dadurch über 200.000-mal mehr Daten pro Sekunde bearbeiten als unser Verstand.

Neben dem Unbewussten wird von vielen Fachleuten auch der Begriff des Unterbewusstseins verwendet. Letzterer bezeichnet den psychischen Aspekt des Unbewussten und daher nur einen Teilbereich des Unbewussten. Das Unterbewusstsein speichert und organisiert all unsere Erinnerungen und verarbeitet unsere persönlichen Wahrnehmungen unkritisch, also ohne zu hinterfragen. Dabei ist es egal, ob sie tatsächlich erlebt wurden oder nur in unserer Fantasie vorhanden sind. Es verhält sich dabei wie ein großer Schwamm, der alles aufsaugt, was wir jemals erlebt haben. Alles. So könnten wir uns zum Beispiel im Detail daran erinnern, wie es im Mutterleib war.

Gleichzeitig finden alle unsere Emotionen ihren Ursprung im Unterbewusstsein. Alles Wahrgenommene wird somit stets emotional abgelegt. Um dies zu verdeutlichen, erinnern wir uns zum Beispiel an folgende Situation:

Sie stehen mit Ihrer Großmutter in der Küche und backen gemeinsam Weihnachtskekse. Wenn Sie Ihre Augen schließen, können Sie die Küche sehen, fühlen den Teig in Ihren Händen, hören die Musik, die aus dem Radio kommt, riechen das Parfum Ihrer Großmutter. Und ganz automatisch kommt dieses wohlig warme Gefühl von Liebe und Geborgenheit hoch, das Sie damals bei Ihrer Großmutter gespürt hatten. Ein Moment, der bleibt. Wunderbar, nicht? Wahrscheinlich können Sie nun gar nicht richtig in Worte fassen, warum genau dieser Moment so schön für Sie war, warum Sie noch heute diesen einmaligen Geschmack der frisch gebackenen Kekse im Mund haben oder warum Ihnen Ihre Großmutter so viel bedeutet hat.

Je vielschichtiger und emotionaler die Wahrnehmung, desto dauerhafter und nachhaltiger der abgespeicherte Eindruck und desto müheloser die Erinnerung. Wir haben also stets ein Gefühl für ein Ereignis. Es ist etwas, das wir weder in Worte fassen, noch kontrollieren können – selbst viele Jahrzehnte nachdem es passiert ist. Unseren Emotionen sei Dank!

Und was wir erinnern bestimmt, was wir tun. Das Unterbewusstsein bildet so gesehen unseren inneren Antrieb, den eigentlichen Motor und Motivator des Menschen. Es ist die Summe aller Marotten und Launen, Vorlieben und Abneigungen, Vorstellungen, Eindrücke, Motive und Einstellungen. Es ist für alle automatisierten Gedankenabläufe, Gewohnheiten, Verhaltensweisen und Glaubenssätze verantwortlich. So zum Beispiel auch für das Autofahren: Wir sind zwar in der Lage, bewusst auszuparken, aber das Fahren im Straßenverkehr ist weitestgehend automatisiert und wird vom Unbewussten übernommen. Unser Gehirn analysiert in Sekundenbruchteilen riesige Datenmengen und blendet dabei alles aus, was es für unwichtig hält – oder für bekannt. Nur für Neues und Wichtiges, insbesondere bei Gefahr, schaltet es unseren Verstand zu – meistens ohne dass wir es merken. Je emotionaler die Situation, desto wahrscheinlicher, dass wir auf Empfang stellen.

Laut aktuellen Forschungsergebnissen werden unsere Entscheidungen nicht von bewussten Gedanken bestimmt – schon gar nicht bei wichtigen Entscheidungen. Vielmehr bestimmt unser Unterbewusstsein, wo es langgeht, weil fast alles, was wir machen, emotional aufgeladen ist. Bevor wir überhaupt nur anfangen, bewusst über etwas nachzudenken, hat unser Unterbewusstsein schon entschieden, was richtig und falsch ist. Und das bis zu 7 bis 10 Sekunden vor einer bewussten Entscheidung, wie Hirnforscher herausgefunden haben. Wir sind also wie eine Marionette in den Händen unseres Unterbewusstseins. Vielleicht haben wir deshalb so wenig Einfluss auf das, was wir sind und was wir tun – sogar beim Essen: wann, was genau und wie viel. Unser Verstand erfindet lediglich lauter gute

Gründe, warum wir nun ein Erdbeermarmeladen-Brot haben möchten – oder eben nicht.

Wie viel Kontrolle haben wir denn eigentlich noch über uns und unser Leben, wenn selbst Begehren, Verlangen, Gelüste und Handlungsbereitschaften auf diesen Teil unseres Bewusstseins zurückzuführen sind? Das Unterbewusstsein bildet somit die Rahmengrundlagen für unsere Emotionen und darauf aufbauend für unsere Kreativität, d. h. es lässt uns erst wirklich erleben und am Leben aktiv teilhaben.

Als Konsequenz bedeutet dies, dass die Stärke unseres Willens nur mehr eine untergeordnete Rolle spielt. Er hat kaum eine Chance, etwas nachhaltig gegen unsere tiefliegenden Bedürfnisse, d. h. gegen unsere Emotionen auszurichten, ganz egal wie viel wir diese blockieren. Letztlich bleibt uns nichts anderes als uns zu fragen: Ist es mir wirklich ein tiefes Anliegen, dieses oder jenes zu verändern? Bin ich wirklich bereit, all dies oder jenes auf mich zu nehmen – egal, was es kostet, welchen Aufwand es bedarf, welche Konsequenzen es haben wird? Dies sind die Fragen, die sich das Unterbewusstsein mittels der Bedürfnisse stellt. Fragen, die allesamt emotional bedingt sind.

Essen als Schaufenster in unsere Psyche

Johann Wolfgang von Goethe bekundete in seinem Werk Wilhelm Meisters Wanderjahre:»Sage mir, mit wem du umgehst, so sage ich dir, wer du bist. Weiß ich, womit du dich beschäftigst, so weiß ich, was aus dir werden kann.« Wie wahr. Wir verraten täglich sehr viel über uns, ohne dass wir uns überhaupt erklären müssten. Unsere Handlungen, die Art, wie wir leben und uns geben, unsere Interessen sprechen oftmals deutlicher, als es Worte in der Lage wären. Manchmal ist es gar nicht das, was wir tun, sondern das, was wir eben nicht tun, das unser Innerstes nicht deutlicher offenbaren könnte. Wir tragen somit rund um die Uhr unsere Emotionen, unsere Einstellung, unsere Glaubenssätze, unsere Sicht auf die Welt und das Leben zur Schau. Wie in einem Schaufenster mit riesengroßen Auslageflächen. Jeder kann reinschauen und tief in uns blicken. Auch wenn wir versuchen, uns zu verstellen, letztlich wird es auf Dauer nicht gelingen, unser Innerstes zu verbergen.

Bücher, Musik, Freunde, Kleidung – sie verraten unsere Interessen, unsere Stimmungslage, unseren geistigen Horizont, unsere emotionale Grundhaltung. Stets haben also unsere Emotionen die Finger im Spiel. Wenn dies also für Bücher, Hobbies, Kleidung, Freunde und dergleichen gilt, was verrät dann unser Essen über uns?

Um die Botschaften unseres Körpers zu verstehen, muss die Verbindung zu sich selbst intakt sein. Das ist leider erfahrungsgemäß immer weniger der Fall. Wir essen also nur sehr bedingt das, was uns schmeckt, oder gar, was unser Körper braucht. In Wahrheit essen wir zuallermeist das, was wir emotional brauchen. Unsere Emotionen bestimmen somit, was uns schmeckt, und letztlich, was wir essen. Wir können zwar noch bedingt entscheiden, ob wir zum Frühstück lieber ein Brötchen mit Schokoladenaufstrich oder Erdbeermarmelade haben möchten. Wir haben aber bereits so gut wie keine Freiheit mehr, ob wir stattdessen doch lieber ein Schinkenbrot essen möchten.

Je nach Gewichtung der Nahrungsmittel, die wir zu uns nehmen, spiegelt unsere Ernährung nicht erfüllte Lebensziele, Angst vor Emotionen, wenig Vertrauen in uns selbst oder in das Leben wider. Essen dient oftmals dazu, eigene Emotionen klein zu halten und zu verdrängen. Unsere Ernährung kann auch versteckt darauf hinweisen, welche Bedürfnisse wir ganz besonders missachten. Gerade Menschen mit Gewichtsproblemen kennen es nur zu gut, wie sehr die eigene Stimmungslage den Gang zum Kühlschrank und die Wahl der Speisen beeinflusst. Die Ernährung zeigt uns somit an, wie es emotional in uns aussieht. Wenn ich weiß, was eine Person isst, weiß ich, wie es in dieser emotional aussieht und umgekehrt. Unsere Ernährung lügt nicht.

Nicht das Essen bedingt die Emotionen, sondern wir essen das, was wir emotional brauchen. Aus diesem Grund sind auch alle Diäten von Anfang an zum Scheitern verurteilt. Natürlich gibt es kurzfristige Erfolge durch eine Ernährungsumstellung. Doch meist ist es schwierig, das neue Gewicht auch dauerhaft zu halten. Die meisten kämpfen gegen den Jo-Jo-Effekt an. Kurz: Die Erfahrung mit Diäten zeigt, dass man meistens eher langfristig zunimmt als dauerhaft abnimmt.

Nur weil ich meine Ernährung verändere, hat sich aber noch nichts an den zugrunde liegenden, notleidenden Emotionen getan, die für den Gewichtsanstieg verantwortlich sind. Eine Veränderung der Lebensweise oder der Sicht auf das Leben hat sich noch nicht vollzogen. Mein Wille hat es zwar geschafft, sich gegen die Gelüste und Heißhungerattacken meines Körpers zu stellen und über eine längere Zeit eisern gegen mich selbst vorzugehen. Aber dadurch werden die eigentlichen Bedürfnisse nicht befriedigt. Diese willentliche Veränderung der emotional notwendigen Ersatzbefriedigung geht letztlich immer auf Kosten von der Person, die sich für eine Diät entscheidet. Sie tauscht eine vordergründige – im wörtlichen und im übertragenen Sinn – »Erleichterung« gegen die Öffnung eines neuen oder gar zusätzlichen Ersatzbefriedigungskanals ein. In den meisten Fällen greift der Körper sogar verstärkt auf den primären Ersatzbefriedigungskanal zurück.

Essen als primäre Ersatzbefriedigung

Essen ist in der westlichen Welt mit großem Abstand die häufigste Ersatzbefriedigung. In den hochentwickelten Ländern steht Essen jeden Tag 24 Stunden nahezu unbegrenzt zur Verfügung. Egal worauf wir gerade Lust haben – Supermärkte oder Restaurants sind meistens in der Lage, uns mit jedem Essen zu versorgen.

Aber nicht alle Menschen greifen auf Essen als ihre primäre Ersatzbefriedigung zurück. Neben dem Essen gibt es noch andere Möglichkeiten, eigene Emotionen zu befriedigen, insbesondere:

1. Rauchen (insbesondere Zigaretten)
2. Alkohol
3. Drogen
4. Arbeit
5. Sport
6. Shoppen
7. Glücksspiel
8. Sex

Diese Möglichkeiten zielen darauf ab, ganz bestimmte Emotionen zu befriedigen, die bislang entweder nicht ausreichend beachtet oder nicht entsprechend befriedigt werden. Jeder Mensch sucht sich seine eigenen Ersatzbefriedigungen aus. Sie folgen einer persönlichen Hierarchie und sind höchst individuell. Jede Möglichkeit auf dieser Liste befriedigt uns unterschiedlich stark und zielt oftmals auch auf ganz bestimmte Emotionen oder emotionale Themengebiete ab. Je nach Stimmungslage können sich die Prioritäten in dieser Liste im Tages-, Wochen- oder Jahresverlauf ändern. Welche dieser Möglichkeiten eine

Person für sich wann in Anspruch nimmt, ist abhängig von der Kultur, dem Geschlecht, dem Umfeld, dem Alter, der Verfügbarkeit etc. Alle aufgelisteten Möglichkeiten haben eines gemeinsam: Sie sind eine Ersatzbefriedigung für brachliegende Emotionen. Selbst wenn Essen nicht die primäre Ersatzbefriedigung sein sollte, was gerade in der westlichen Welt relativ unwahrscheinlich ist, so wird sie immer zu den Top 3 gehören und stets tiefe Einblicke in unser Innerstes zulassen.

Wie bei allem, was als Substitution dient, kommt die Kopie oder der Ersatz niemals wirklich an das Original heran. Jede Ersatzhandlung, jede Ersatzbefriedigung wird daher niemals auf Dauer den gleichen Ausgleich bringen wie die eigentlich erforderliche Zuwendung. Gewisse Abstriche müssen immer gemacht werden. Diese gehen aber letztlich immer auf Kosten der sie betreffenden Person. Je nachdem, wie sehr eine dieser Alternativen die nicht ausreichend beachteten Emotionen befriedigt, greift unser Körper verstärkt auf diese Ersatzhandlung zurück oder holt unter Umständen weitere Unterstützung durch eine andere Ersatztätigkeit hinzu. Dabei ist nicht jede Ersatzbefriedigung gleichwertig und zielführend. Diejenige Ersatzbefriedigung, die eine bestehende Unterversorgung schnellstmöglich kompensiert, wird zuerst angesteuert. In den meisten Fällen ist dies – wie bereits erwähnt – Essen. Essen ist daher einer der besten Indikatoren, wie es in uns emotional aussieht.

Emotionen als Grundlage unseres Seins

Unser Bewusstsein umfasst vereinfacht all unsere Gedanken, Wünsche, Glaubensinhalte und Emotionen. Aber wie hängen diese Bestandteile zusammen? Ist es möglich, hier eine Hierarchie zu schaffen? Was baut eigentlich aufeinander auf?

Vielleicht kennen Sie folgendes Zitat, über dessen Ursprung Uneinigkeit besteht, da nicht eindeutig belegbar:

Achte auf Deine Gedanken, denn sie werden zu Worten.
Achte auf Deine Worte, denn sie werden zu Handlungen.
Achte auf Deine Handlungen, denn sie werden zu
Gewohnheiten.
Achte auf Deine Gewohnheiten, denn sie werden
Dein Charakter.
Achte auf Deinen Charakter, denn er wird Dein Schicksal.

Wir lesen diese Worte und verstehen sie auch unmittelbar, da sie unsere eigenen Erfahrungen gut reflektieren. Alles scheint also mit den eigenen Gedanken anzufangen, die unser Verstand, unser Bewusstsein, ausprägt. Wenn es aber schon in unserem Bewusstsein beginnt, ist der Gedanke wirklich der Anfang von allem?

Unser Unterbewusstsein fällt Entscheidungen ca. 7 bis 10 Sekunden vorher, ehe wir uns dieser bewusst werden, d. h. Gedanken dazu machen können. Somit können die Gedanken gar nicht der eigentliche Anfang von allem sein. Auch nicht unsere Wünsche, die ja ebenfalls Teil des Verstandes sind und sich mit den Gedanken gegenseitig bedingen. Wenn unser Unbewusstes die Erinnerungen bemüht, um eine Entscheidung fällen zu können, und wir wissen, dass alle Erinnerungen emotional abgespeichert werden, scheint unser Unterbewusstsein eine wichtige Rolle mitzuspielen. Hier kommen nun also unsere Glaubensinhalte und Emotionen ins Spiel.

Glaubensinhalte sind vereinfacht dargestellt positive wie negative Erfahrungen, die wir in früheren Lebensjahren gemacht haben, vielleicht nicht ausreichend reflektiert, zumindest aber emotional bewertet haben. Wir haben eine Welt erfahren, die durch eigene Erwartungshaltungen, Vorstellungen, Überzeugungen, Wünsche und Gefühle gefärbt war. Diese Erfahrungen waren also niemals neutral, sondern sind von uns so abgespeichert worden, wie wir sie zum damaligen Zeitpunkt empfunden haben. Glaubensinhalte sind somit nichts anderes als eine Reflektion von dem, was wir selbst empfinden.

Wir kennen das alle. Wir stehen morgens auf und haben das Gefühl, das Leben ist schön. Wir freuen uns auf den bevorstehenden Tag voller Möglichkeiten. Wir sind voller Tatendrang, und so gut wie nichts kann unsere Laune trüben. An einem anderen Tag wachen wir bereits griesgrämig auf und würden uns am liebsten gleich wieder die Decke über den Kopf ziehen. Vielleicht haben wir unruhig geschlafen und schlecht geträumt, weil wir uns gestern über unseren Chef geärgert und die Auseinandersetzung mit ihm noch nicht verarbeitet haben. Alles, was uns an diesem Tag widerfährt, bestätigt uns nur in unserer emotionalen Grundhaltung, die wir an den Tag legen. Die Frau ist zickig, die Kinder nervig. Wir kommen gar nicht auf die Idee, dass es unserer Familie eigentlich gut geht, wir selbst aber missmutig sind und nur eine kleine Bandbreite Toleranz haben. Wir glauben, dass sich die Welt wieder einmal gegen uns verschworen hat, bringen uns in Verteidigungsstellung, stülpen im übertragenen Sinn unseren Stahlhelm über den Kopf und verschanzen uns im Schützengraben. Unter Umständen ist Angriff sogar die beste Verteidigung. Das Unheil bahnt sich langsam den Weg. Und alles nur deshalb, weil wir davon überzeugt sind, dass die Welt sich gegen uns verschworen hat.

Was prägt nun aber unsere Glaubensinhalte? Wir wachen auf, sind noch vollkommen unberührt von der äußeren Welt und bringen bereits eine Grundstimmung in den Tag mit. Es sind also unsere Emotionen, die den Anfang machen. Unsere

Emotionen bedingen, was wir glauben, woran wir denken oder wir uns wünschen. Wir müssen also zumindest den Anfang des vorigen Zitats verändern:

> *Achte auf Deine Emotionen,*
> *denn sie werden zu Deinem Glaube.*
> *Achte auf Deinen Glaubensinhalt,*
> *denn er wird zu Deinen Gedanken.*

Was ist aber dieses Schicksal, womit das Zitat endet? Schicksal ist letztlich nichts anderes als eine neue Realität für jeden von uns. Eine Situation, der wir uns stellen müssen. Ein Moment in unserem Leben, den wir gut oder schlecht bewerten, den wir schön oder grausam empfinden, dem wir positiv oder negativ begegnen. Unser Schicksal beeinflusst also direkt wieder unser Empfinden: unsere Gefühle und unsere Emotionen. Es schließt sich also ein Kreis. Ein Kreis, der mit Emotionen angefangen hat und wieder darin mündet.

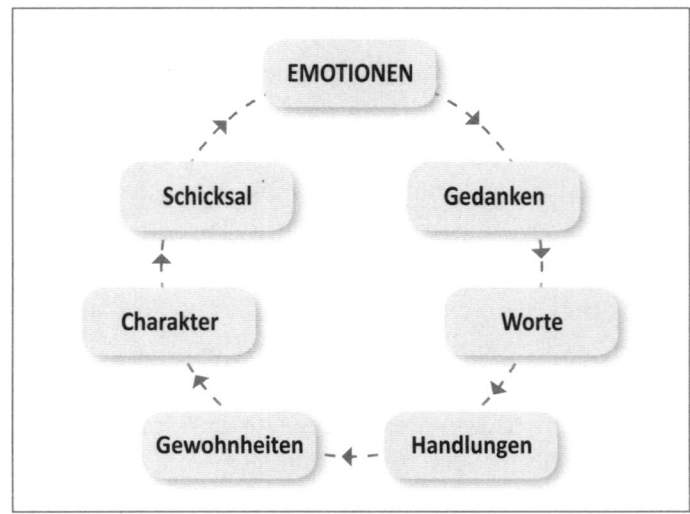

Gedanken und Wünsche sind letztlich nur Ausprägungen der eigenen Emotionen. In diesem Zusammenhang wird mir aber oft entgegengehalten, dass wir uns doch schlecht fühlen, weil Worte und Handlungen Schaden angerichtet haben oder Gedanken uns schlecht fühlen lassen. Ja, das ist richtig! Aber wir beginnen hier das Pferd von der falschen Seite aufzuzäumen. Wir fühlen uns nicht schlecht, weil wir dies oder jenes gemacht oder eben nicht gemacht haben, sondern wir haben dies oder jenes getan oder eben nicht getan, weil wir uns danach gefühlt hatten. Dass wir letztlich unter Umständen in eine Spirale nach oben oder unten eintreten, ergibt sich von selbst. Die Ursache von allem sind letztlich ausschließlich unsere Emotionen.

Emotionen – eine der stärksten (biologischen) Energien

Emotionen sind die Basis unseres Seins. Alles beginnt mit Emotionen und führt auch wieder zu ihnen. Selbst unser Bewusstsein als Ganzes hängt von diesen ab. Keine Gedanken, keine Wünsche, keine Glaubenssätze lassen sich ohne unsere Emotionen erklären. Ohne Emotionen würde es sie nicht einmal geben. Insofern drängt sich die Frage auf, was unser Bewusstsein als Ganzes dann überhaupt ist. Wenn alles auf unseren Emotionen aufbaut, ist dann unser Bewusstsein nichts anderes als die Aggregation unserer Emotionen? Ich selbst habe hier noch keine abschließende Meinung, möchte diese Frage aber an dieser Stelle offen in den Raum stellen.

Wenn unsere Emotionen der Treibstoff unseres Seins sind, da alles auf ihnen aufbaut, stellt sich die nächste Frage: Wie stark sind eigentlich Emotionen? Gemeinsam haben wir ja erkannt, dass unsere Emotionen immer stärker sind als unser Verstand. Als Eltern oder Großeltern kennen Sie folgende Situation: Versuchen Sie einmal ein Kind, das Angst hat, davon zu überzeugen, dass kein Monster unter seinem Bett ist. Selbst wenn Sie mit Ihrem Kind unter das Bett schauen und es sich selbst davon überzeugen konnte, dass da nichts ist, wird seine Angst nicht unbedingt kleiner werden. Oder erinnern Sie sich an Momente, wo Sie richtig wütend waren. In diesen emotionalen Situationen sind wir für Außenstehende rational weitgehend unerreichbar. Wir sind derart gefangen, dass wir kaum darauf reagieren, was in unserem Umfeld passiert. Und dies ist nicht nur bei den sogenannten negativen Emotionen der Fall wie zum Beispiel Angst, Schuldgefühle, Scham, Wut, Trauer und dergleichen, selbst bei Liebe reagieren wir nicht anders.

Bestimmt hatten Sie Physik in der Schule. Auch wenn Sie sich vielleicht nicht so gern daran erinnern, haben Sie sehr wahrscheinlich zwei Lehrsätze aus dem Physikunterricht behalten:

1. Energie kann weder erzeugt noch vernichtet, sondern nur umgewandelt werden.

2. Egal ob positiv oder negativ geladen, Energie muss fließen, um keinen Schaden anzurichten.

Energie ist eine wohldefinierte physikalische Eigenschaft, die in vielfältigen Formen auftritt: elektrische Energie, Strahlungsenergie bzw. Radioaktivität, chemische Energie und andere. Aber es gibt auch emotionale Energie, wobei diese wissenschaftlich zu definieren alles andere als leicht ist. Eine Möglichkeit besteht darin, Emotionen als physikalische Manifestationen im Körper zu beschreiben. Manifestationen entweder chemischer Art, wie zum Beispiel Botenstoffe, Hormonkonzentrationen, plastische Veränderungen, oder elektrischer Art, d. h. alles, was mit Aktionspotenzialen zu tun hat. Dabei gibt es wahrscheinlich Überlappungen mit all den anderen, nicht-emotionalen

Energiemengen, die der Körper benötigt. Die neurologische Verhaltensforschung unternimmt aktuell erste Versuche, diese Energie wissenschaftlich zu untersuchen, zu beschreiben und einzuschätzen.

An dieser Stelle ist es wichtig, in der Definition präziser zu werden. Emotionen klären die Frage, wie ich mich geistig fühle bzw. was ein Sachverhalt mit mir emotional macht. Emotionen beschreiben also die innere Wahrnehmung. Erst Gefühle äußern sich auf körperlicher Ebene und versuchen dabei, Emotionen physisch zu interpretieren. Leider haben wir in der deutschen Sprache nicht die Möglichkeit zu differenzieren, da wir sowohl Emotionen als auch Gefühle »fühlen«.

Um es aber deutlicher zu machen, lassen Sie uns »Schmerzen« als Beispiel nehmen. Schmerzen können wir körperlich fühlen. Es ist unbestreitbar ein Gefühl und keine Emotion, zumal es sich körperlich äußert. Je nach Situation und je nach Person kann dieses Gefühl angenehm oder unangenehm sein. Schmerz kann aber auch rein psychisch sein, wie zum Beispiel Trauer, Sehnsucht oder Liebeskummer. Jeder von uns hatte bereits Erfahrung damit. Hier beginnen wir die körperliche Ebene des Fühlens zu verlassen. Wir können noch einen weiteren Schritt tiefer gehen und fragen, was dieser Schmerz mit uns macht. Hilflos, wertlos, einsam, traurig, um nur einige Gefühle zu nennen. Und genau hier treffen wir auf Emotionen. Das körperliche Gefühl von Schmerz ist letztlich nichts anderes als eine körperliche Interpretation dieser Emotion, eine Manifestation eines tieferen emotionalen Gefühls auf körperlicher Ebene. Aber nicht immer äußern sich Emotionen sofort auf körperlicher Ebene. Erst wenn die emotionale Energie lange genug anhält und stark genug ist, werden wir uns dieser auch physisch bewusst. Trotzdem nehmen wir diese Emotionen umgehend wahr. Auch wenn wir nicht immer auf Anhieb sagen können, was diese Emotion genau mit uns macht, bemerken wir, dass sich unsere Stimmung, unsere Einstellung, unsere Sicht auf bestimmte Sachverhalte zu verändern beginnt. Wir fühlen uns anders, auch wenn die Sprache uns in dieser Situation noch im Stich lässt und auch der Verstand oftmals noch nicht beurteilend einschreiten kann.

Aus diesem Grund frage ich meine Klienten nicht nur: »Wie geht es Ihnen?« oder: »Wie fühlen Sie sich?«, sondern stelle gleich noch die nächste Frage: »Und was macht das mit Ihnen?« Viele Menschen sind irritiert, weil sie es nicht gewohnt sind, sich mit sich selbst auseinanderzusetzen. Nicht jeder ist offen für diese Frage. Ein einfaches »gut« befreit einen üblicherweise schnell aus diesem Dilemma. »Und was macht das mit Ihnen« lässt sich aber nicht mit einem Ja oder Nein, Gut oder Schlecht beantworten. Es zwingt zum In-sich-Reinhören und Mit-sich-selbst-Verbinden. Vorher bleibt es oftmals bei einer sozialen Floskel ohne Bedeutung – auf beiden Seiten.

Emotionen sind ungemein starke, aber unter Umständen auch subtile Energien. Emotionen sind eine der stärksten Energien, die wir als Menschen kennen. Sie drängen einerseits unseren Verstand zurück, lassen uns selbst über Tausende von Kilometern spüren, wie es unseren Kindern geht, und lassen uns »durch die Decke gehen«. Sie prägen aber auch körperliche Symptome aus und haben die Kraft, uns krank werden zu lassen. Nicht nur langfristig, sondern auch sehr kurzfristig. Es gibt wenige Energien, die die Physik kennt, die all dies können. Es gibt sogar eine Vielzahl von wissenschaftlichen Untersuchungen und Studien, die belegen, wie die Macht unseres Unbewussten und hier insbesondere unseres Unterbewusstseins auf uns wirkt. Denken Sie an ein Placebo. Was wir uns einbilden, fühlen und glauben, was wahr ist, ist wahr für uns im Innen und wird es letztlich auch im Außen.

Emotionen können sehr leise und fein sein, dafür aber umso hartnäckiger. Ein latent schlechtes Gewissen zum Beispiel. Oder auch Schuldgefühle. Selbst wenn wir sie nicht bewusst wahrnehmen, bahnen sich diese Emotionen den Weg nach außen. Von ganz alleine.

Unsere Emotionen lassen uns erst erleben, am Leben teilhaben. Ohne unsere Emotionen würden wir nur funktionieren, Aufgaben zwar bestmöglich abarbeiten, aber kaum das Leben als Leben wahrnehmen – mit allen Höhen und Tiefen, in guten wie in schlechten Zeiten. Unsere Emotionen machen uns erst zum Menschen, so irrational und ambivalent wir auch sein mögen. Emotionen sind die Hauptenergiequelle unseres Lebens. Sie lassen uns ungeahnte Energiereserven mobilisieren, wenn wir in Gefahr geraten. Erinnern Sie sich, wie viel Kraft uns Liebe geben kann? Wie sehr ein kleines Wort, eine zarte Berührung unser Leben verändern kann? Nichts gibt uns also mehr Energie als Emotionen. Nichts lässt uns schlaffer wirken und sinnloser auf unser Leben schauen als wenn Emotionen ausbleiben.

Egal, was wir glauben, entscheidend ist, was wir fühlen und was eine bestimmte Situation mit uns macht. Wir können zwar im Allgemeinen vieles erklären, einiges durchdenken und hinterfragen, unter Umständen sogar in größere Zusammenhänge bringen. Nichts hinterlässt aber derart viele Spuren wie die Emotionen, die in solch einer Situation mitschwingen. Nicht das Wissen um eine Situation macht den Unterschied, sondern ausschließlich das, wie wir sie empfinden. Diese Wahrnehmung bestimmt fortan das, woran wir glauben, was wir denken, wie wir handeln und unser Leben leben. Spätestens auf unseren Tellern wird es deutlich, wie es uns geht, was uns bewegt. Wir essen also, wie wir uns fühlen.

Sieben Essenstypen

So unterschiedlich unsere Ernährung auch sein mag, so leicht lässt sie sich in sieben verschiedene Gruppen einteilen. Die nachfolgenden Gruppierungen gehen über die rein körperlichen Aspekte der Ernährung hinaus und berücksichtigen auch die inneren, emotionalen Einflüsse. Dadurch ist eine ganzheitliche Betrachtung des Menschen möglich.

Die ersten drei Ernährungsgruppen beziehen sich auf die Nahrung als solche. Ab der vierten Gruppe verändert sich der Fokus von der Nahrung an sich auf die Beziehung zur Nahrung. Nicht das körperliche Ernähren steht ab hier im Vordergrund, sondern wie wir auf das Leben reagieren und es aktiv gestalten. Die lebenswichtigen Grundbedürfnisse sind weitgehend abgedeckt, wodurch wir zunehmend beginnen, unseren Platz im Leben einzunehmen. Ganz bewusst. Die körperliche Ernährung wird dadurch unwichtiger, dafür gewinnt die geistige Ernährung, die Hinwendung zu wesentlicheren Dingen, der Sinn des Seins, immer mehr an Bedeutung.

Emotionen, die wir ignorieren, nicht ausreichend leben oder beachten, suchen sich eine Ersatzhandlung, um auf sich aufmerksam zu machen und ihre zugrunde liegende Energie zu kanalisieren. Je mehr wir unsere Emotionen wegschieben und nicht entsprechend leben, desto stärker wird das Verlangen nach einer Ersatzbefriedigung. Reicht diese Befriedigung nicht aus, greift der Körper entweder noch stärker auf das zurück, was ihm eine sekundäre Befriedigung verschafft oder er weicht auf andere Ersatzhandlungen aus. Je größer der innere Druck, desto heftiger das Verlangen nach emotional-energetischem Ausgleich. Und dieser innere Druck lässt sich oftmals sehr leicht am Körperbau ablesen. Unser Körper lügt nicht. Er ist lediglich Projektionsfläche für das, wie es in uns aussieht. Je stärker der Druck von innen, d. h. je stärker das emotionale Bedürfnis, desto stärker die Ausprägung im Außen, d. h. am Körper. Früher haben unsere Vorfahren Wälle und Mauern um ihre Siedlungen gebaut, um sich vor Gefahren von außerhalb zu schützen. Heute bauen wir keine Mauern mehr, um uns vor äußeren Gefahren zu schützen. Wir tun dies aber sehr wohl noch, um uns vor dem zu schützen, was von innen raus möchte. Denken Sie zum Beispiel an Gefängnisse. Je mehr Schwerverbrecher in einem Gefängnis einsitzen, desto mehr unüberwindbare Hindernisse gibt es.

Unser Körper verhält sich ähnlich. Je größer der Druck von innen, desto mehr Mauern beginnt er in der Regel aufzubauen. Nicht in Form von Stahl oder Beton, sondern in Form von Fett oder Biopren, wie ich es gerne nenne. Der Körper versucht, uns von unerwünschten Emotionen zu isolieren, damit wir möglichst nicht mit diesen in Kontakt kommen. Der Körper reagiert somit nur darauf, wie wir unsere eigenen Emotionen einschätzen und wie wir mit diesen umgehen möchten. Körperlich stabiler gebaute Menschen zeigen ihren inneren emotionalen Zustand durch ihre Körperfülle. Hagere Menschen ebenso. Dabei lässt sich anhand der Körperform sehr gut abschätzen, welche Emotionen nicht die notwendige Beachtung finden. Dies ähnelt der Grundidee der Osteopathie, wo die weichen Muskeln aufgrund von anhaltender Anspannung sogar die harten Knochen verändern. In unserem Fall sind es die masselosen Emotionen, die unmittelbare Auswirkungen auf den Körperbau haben.

Die nachfolgende Einteilung in Ernährungsgruppen wird dem einen oder anderen Leser vielleicht bekannt vorkommen, da sie eine gewisse Nähe zu den sieben subtilen Hauptenergiezentren des Körpers nach tantrisch-hinduistischem Weltbild, den Chakren, vermuten lässt. Auch in der Traditionellen Chinesischen Medizin (TCM) gibt es teilweise ähnliche Vorstellungen mit einer eigenen Terminologie. Die Unterteilung des Körpers und vor allem des Bewusstseins in mindestens sieben Energiezentren ist im Ayurveda von elementarer Bedeutung und hat auch im Westen zwischenzeitlich ihre Anhänger gefunden. Aufgrund einer weit verbreiteten Sinnkrise vor allem in westlichen Ländern werden die traditionellen südasiatischen Konzepte der Chakren gerne in der Esoterik als Hilfe zu einer inneren Sinnfindung verwendet, aus dem ursprünglichen Zusammenhang gerissen und teilweise sogar missbraucht. Obwohl die eigene Empirie nach meinem Verständnis zwar eine gewisse Nähe zu diesen vorgenannten Konzepten darstellt, überlasse ich es dem Leser, sich selbst ein Bild davon zu machen und das darin zu sehen, was er oder sie sehen möchte.

Die Ernährungsgruppen bauen scheinbar teilweise auf diesem Wissen auf, gehen aber weiter oder interpretieren das Wissen neu. Es ist mir aber wichtig, dies deutlich festzuhalten. Ich verwehre mich einer Annäherung, Vereinnahmung oder gar einer Kategorisierung der Ernährungsgruppen in ein esoterisches Weltbild, wie es oftmals mit den Chakren gemacht wird. Die Ernährungsgruppen stellen weder einen Weg zur Erleuchtung dar, noch sind sie dafür geeignet, eine Entwicklung in diese Richtung zu illustrieren oder abzuleiten.

Jeder Ernährungsgruppe sind ein Sinnesorgan, eine endokrine Drüse, eine Nervengruppe, auch Plexus genannt, verschiedene Körperteile bzw. Organe inklusive korrespondierender Krankheiten sowie insbesondere verschiedene Emotionen, Verhaltensweisen zugeordnet. Wir können daher die sieben Ernährungsgruppen als eine Landkarte unseres Bewusstseins interpretieren. Eine Spannung in einem bestimmten Teil unseres Bewusstseins weist auf eine Spannung in einer bestimmten Ernährungsgruppe hin, die wiederum eine Spannung in bestimmten Körperregionen und Organen verursacht. Der Vorgang läuft so ab:

1. Eine emotionale Spannung wird an die zugehörige endokrine Drüse weitergeleitet, die daraufhin Hormone ausschüttet und dadurch die Körperchemie verändert.

2. Ist eine bestimmte Intensität erreicht, wird diese Spannung über die Nervengruppen an die Körperteile bzw. Organe weitergegeben, die durch sie gesteuert werden.

Es entstehen also körperliche Symptome, über die unser Körper somit unentwegt und schonungslos unsere Gedanken, Glaubenssätze, Emotionen, Gefühle und Überzeugungen widerspiegelt.

Jegliche Symptome sind daher nichts anderes als der Ausdruck einer Spannung im entsprechenden Bereich des Bewusstseins. Unsere Ernährung spiegelt diese unmittelbar wider. Sobald wir also verstehen, was wir essen und warum, haben wir ausreichende Hinweise auf notwendige Veränderungen in der Hand, um wieder zu einem Zustand von Ganzheit und Ausgeglichenheit zu gelangen.

Die folgende Gliederung und Betrachtung der Ernährungsgruppen ist sicherlich nicht abschließend und erhebt auch nicht den Anspruch, in allen Belangen die individuellen Eigenheiten jedes Lesers trefflich abzubilden. Selbstverständlich ist jeder Mensch anders und findet sich nicht in allen Beschreibungen wieder. Zumindest werden Sie bei zahlreichen Erklärungen für sich einen Haken dahinter machen können, da diese Sie mehr oder weniger gut charakterisieren.

Geben Sie sich die Chance und versuchen Sie, sich in den nachfolgenden Erklärungen selbst wiederzufinden. Vieles werden Sie beim ersten Lesen für sich ablehnen. Dies ist eine natürliche Schutzhaltung und durchaus verständlich. Erlauben Sie sich, die nachfolgenden Kapitel zu den Ernährungsgruppen mindestens zweimal zu lesen. Je öfter Sie sich damit beschäftigen, je mehr Sie bereit sind, mehr über sich zu erfahren und letztlich zu reflektieren, desto mehr werden Sie von den nun folgenden Erkenntnissen haben. Nicht weil ich es Ihnen erzähle, sondern weil Sie beginnen, sich selbst zu erkennen.

Ernährungsgruppe 1: Lust auf Proteine

Ernährungsgewohnheiten

Menschen in dieser Gruppe mögen am liebsten proteinhaltige Nahrungsmittel.

Der Mensch besteht aus Eiweiß. Muskeln, Haut, Hormone, Blut, Abwehrkräfte – Eiweiß ist ein Grundbaustein eines jeden lebenden Organismus. Es sichert grundlegende, überlebensnotwendige, körperliche Strukturen – auch emotional.

Proteine allgemein zählen zum Baustoffwechsel und geben uns in erster Linie Kraft. Sie schützen uns vor schädlichen Mikroorganismen. Eiweiße dienen auch als Reservestoff, den der Körper im fortgeschrittenen Hungerzustand als Energielieferanten verwenden kann. Für gewöhnlich verbrennt der Körper erst dann Eiweiß, wenn Kohlenhydrate und Fette nicht mehr ausreichend zur Verfügung stehen. Proteine sind auch am menschlichen Metabolismus beteiligt, indem sie sehr spezifische (bio)chemische Reaktionen kontrollieren und überhaupt erst ermöglichen. Sie übernehmen den Transport lebenswich-

tiger Substanzen wie zum Beispiel Hämoglobin, das im Blut
für den Sauerstofftransport zuständig ist, oder Transferrin, das
Eisen im Blut transportiert. Manche Eiweiße steuern als Hormone Vorgänge im Körper und tragen bedeutend zur Blutgerinnung bei. Proteine sind unerlässlich und machen das Leben,
wie wir es heute kennen, erst möglich.

Typische Vertreter dieser Ernährungsgruppe sind vor allem
tierische Eiweiße in jeglicher Form. Hierzu zählen insbesondere
Fleisch, Geflügel, Fisch und Meeresfrüchte. Dabei spielt es
kaum eine Rolle, welche Arten von Tieren darunter fallen.
Trotz aufmerksamer Beobachtung und Analyse der Ergebnisse
aus meiner Praxistätigkeit konnte ich keine auffällige Häufung
von emotional bedingten Vorlieben für Fleisch, Geflügel, Fisch
oder Meeresfrüchte feststellen. Dies gilt für alle Tierarten innerhalb der laufenden, fliegenden oder schwimmenden Gattungen.
Genauso wenig spielt es eine Rolle, ob wir das tote Tier kochen,
braten, grillen, ausbacken oder anderweitig zubereiten. Haben
wir Lust auf tierisches Eiweiß, spielt die Darreichungsform und
Zubereitungsart nur eine untergeordnete Rolle.

Auch sekundäres tierisches Eiweiß wie Milchprodukte und
Eier fällt in diese Ernährungsgruppe. Egal ob Milch, Butter,
Käse, Joghurt, Quark, Sahne, Butterschmalz (Ghee), Kefir oder
dergleichen, es wird frei nach Herzenslust zwischen den einzelnen Produkten gewählt. Diese Nahrungsmittel symbolisieren das Leben schlechthin. Eine Unverträglichkeit in diesem
Bereich weist somit oftmals darauf hin, dass wir uns selbst das
Leben verweigern.

Alle Arten von Hülsenfrüchten gehören zu dieser Ernährungsgruppe. Bohnen, Erbsen, Zuckerschoten, Kichererbsen, Linsen.
Alle Produkte, die auf Sojabasis aufbauen, wie zum Beispiel Tofu
gehören ebenfalls dazu. Auch Erdnüsse, die entgegen ihrem

Namen keine Nüsse sind, sondern biologisch zu den Hülsenfrüchten zählen. Daneben können Nüsse allgemein teilweise dieser Gruppe zugeordnet werden, da sie neben einem hohen Fettanteil auch einen hohen Eiweißanteil aufweisen. Erdbeeren gehören hierher, da sie aus botanischer Sicht nicht zu den Beeren, sondern zu den Nüssen zählen.

Auch Menschen, die sich bevorzugt vegetarisch oder gar vegan ernähren, finden in dieser Ernährungsgruppe durchaus ihr Zuhause. Denn jede Art von Wurzelgemüse zählt ebenso zu dieser Gruppe, genauso wie alle Pilze und ausgewählte Samen und Sprossen wie Kürbiskerne, Sesam, Sonnenblumenkerne und Sojasprossen.

Beispiele für Wurzelgemüse:

- Daikon
- Frühlingszwiebel
- Ingwer
- Karotte
- Kartoffel
- Klettenwurzel
- Knoblauch
- Kohlrabi
- Lauch
- Meerrettich
- Pastinake
- Radieschen
- Rettich
- Rote Beete
- Schalotten
- Sellerie
- Steckrübe
- Süßkartoffel
- Wasabi
- Wasserbrotwurzel
- Yucca
- Zwiebel

Von allen Früchten findet sich nur die Kokosnuss in dieser Gruppe.

Insbesondere scharfe Gewürze werden von Menschen mit emotionalen Problemen in dieser Ernährungsgruppe gerne gegessen. Hierzu zählen insbesondere:

- Cayennepfeffer
- Chili
- Ingwer
- Kurkuma

- Meerrettich
- Paprika
- Pfeffer
- Wasabi

Auch Saures wird gern konsumiert. Dazu zählen beispielsweise kohlensäurehaltige Getränke und auch alles Alkoholische. Alkohol und Kaffee dienen in dieser Ernährungsgruppe hauptsächlich dazu, unangenehme Emotionen zu betäuben.

Mineral- und Vitalstoffe lassen sich ebenfalls den einzelnen Ernährungsgruppen zuordnen. Bei dieser Gruppe werden insbesondere Nahrungsmittel nachgefragt, die einen hohen Anteil an Eisen, Calcium, Fluor, Kalium, Kupfer, Natrium, Magnesium, Selen oder Zink aufweisen. Alle sind lebenswichtige Spurenelemente, die für den Aufbau und Erhalt des Körpers dringend notwendig sind.

Emotionales Befinden

In dieser Ernährungsgruppe geht es um die Selbsterhaltung, die körperliche Identität. Menschen, die dieser Gruppe zugeordnet werden können, sind meistens völlig darauf konzentriert, ihre Grundbedürfnisse sicherzustellen. Sicherheit, Geborgenheit, Urvertrauen, Lebenswille, Gesundheit, Erdung, Bejahung des Lebens sind zentrale Themen im Leben dieser Menschen.

Diese Menschen haben vor allem mit Ängsten und dem Gefühl von Unsicherheit zu kämpfen. Sie werden oftmals von Existenzängsten geplagt, haben finanzielle Schwierigkeiten, fühlen sich ruhelos, streben nach materiellem Besitz und sind dabei eher maßlos. Geiz ist hier oftmals anzutreffen. Übersteigerte Sicherheitsbedürfnisse und Überlebensängste sind allgegenwärtig. Egal, was sie jemals erreichen, sie können sich schwerlich darauf ausruhen und haben pausenlos das Gefühl, nicht genug von etwas zu haben. Man könnte ihnen das Erreichte ja wieder wegnehmen. Die zwingende Befriedigung vermeintlicher Bedürfnisse nimmt daher einen zentralen Stellenwert in ihrem Leben ein.

Sie haben das Gefühl, dass ihnen nichts geschenkt wird. Ganz im Gegenteil, sie müssen in ihrer Wahrnehmung um alles kämpfen. Dies betrifft nahezu alle Situationen in ihrem Leben, das Privatleben, den beruflichen Alltag, Freunde, Bekannte und dergleichen. Erst wenn sie sich überdurchschnittlich einbringen, werden sie in den eigenen Augen und in denen der anderen wertgeschätzt. Andernfalls wären sie nicht liebenswürdig, sind die Aufmerksamkeit, das Geld, das Ansehen, den Status nicht wert. Personen in dieser Ernährungsgruppe gehen selbst mit sich hart ins Gericht und messen sich selbst kaum Wert bei. Sie fühlen sich manchmal als Mauerblümchen, haben das Gefühl, gerne übersehen und nicht ernst genommen zu werden. Die Opferhaltung ist hier weit verbreitet. Alles im Leben ist Kampf. Sich einmal zurücklehnen, das Leben genießen, Dinge laufen lassen – Fehlanzeige.

Diese Menschen fühlen sich nicht geborgen. Ihnen fehlt schlichtweg das Gefühl, »zu Hause« zu sein, wirklich anzukommen. Sie fühlen sich zumeist ungeliebt und tun sich schwer, sich abzugrenzen – zum Beispiel von anderen Menschen, anderen Emotionen, anderen Sachverhalten. Sie haben weder das Vertrauen in sich noch in andere, noch in das Leben. Das Gefühl von Urvertrauen, dass das Leben für sie sorgt, sie alles im und vom Leben bekommen, was sie brauchen, fehlt ihnen komplett. Die Leichtigkeit des Lebens kennen sie bestenfalls vom Hörensagen. Selbstvertrauen, Selbstwertgefühl sind meistens Fremdworte. Selbstmitleid hingegen wird oftmals groß geschrieben. Die Angst vor Veränderungen, die Angst verlassen zu werden begleitet sie täglich. Besonders Verlustängste spielen eine große Rolle im Leben dieser Menschen. Sorgen und Misstrauen dominieren den Alltag. Trotz dieser Angst vor dem Leben sind sie meistens nicht bereit, sich dies einzugestehen. Sie nehmen sich selbst als durchaus positiv denkende Menschen wahr – als Schutz, damit sie sich nicht mit sich und dem eigenen Leben tiefer auseinandersetzen müssen. Dafür sind sie gerne bereit, sich mit den Problemen anderer Menschen abzulenken, sich teilweise sogar hineinzusteigern, um sich von den eigenen Unzulänglichkeiten, Ängsten und Sorgen abzulenken. Aufgrund der großen Bereitschaft, in eine andere Realität zu fliehen, werden zum Beispiel auch längere Arbeitszeiten und Abhängigkeiten in Kauf genommen – auch wenn sie unter Umständen auf eigene Kosten gehen.

Diese Menschen haben oft das Gefühl, nicht dazuzugehören. Sie fühlen sich wie das sprichwörtlich fünfte Rad am Wagen. Man merkt auch beim Körperbewusstsein dieser Menschen, dass sie manchmal das Gefühl haben, nicht eins mit sich selbst und vor allem mit ihrem Körper zu sein. Sie fangen an, sich selbst zu bestrafen, auf jeden Fall aber Abstand von sich selbst zu nehmen. Sie können sich selbst nicht akzeptieren für das, was sie sind. Sie verweigern meist eine Auseinandersetzung mit ihrer eigenen Vergangenheit und der aktuellen Situation ihres Lebens. Einerseits sehnen sie sich nach Zuspruch, Komplimenten, Lob und Anerkennung von außen. Sie benötigen diese dringend, weil sie zu wenig Empfindungen für sich selbst haben. Andererseits lehnen sie sich oftmals selbst ab, weil sie glauben, genau diesem Bild nicht zu entsprechen. Diese Menschen beginnen sich zu schminken, um anders auszusehen. In extremen Fällen werden sogar mittels plastischer Chirurgie oder medizinisch-kosmetischer Eingriffe Gesichtszüge oder Körperkonturen verändert. Solche Menschen verspüren einen immensen inneren Drang, anders sein zu müssen, weil sie sich selbst nicht als liebenswert erachten. Sie bauen einfach eine weitere Fassade auf, die ihnen hilft, sich nicht mit sich selbst auseinandersetzen zu müssen.

Oft fühlen sie sich kraftlos, leiden unter fehlender Antriebskraft und Lebensfreude, sind zutiefst unzufrieden mit sich und vor allem mit dem Leben. Eigentlich hatten sie sich das alles ganz anders vorgestellt. Frustration gehört zu ihrem Alltag. Sie klagen immer wieder über Müdigkeit, teilweise sogar chronisch, sind eher träge, bequem und eintönig. Sie finden immer wieder Ausreden, warum sie selbst oder die Umstände nicht so sind, wie sie sein sollten.

Das Leben erscheint zeitweilig als Last, weshalb sich diese Menschen immer wieder gerne in Fantasien flüchten. Sie brauchen diese Fantasien, um Erinnerungen und Emotionen zu verdrängen, zu verleugnen oder gar zu verneinen, da sie sich sonst dem Leben nicht gewachsen fühlen. Es ist daher wichtig, eine Fassade aufrechtzuerhalten – um jeden Preis. Menschen in dieser Ernährungsgruppe stehen nicht mit beiden Beinen fest im Leben, eher wie ein Baum ohne tiefgehende Wurzeln, der vom herannahenden Wind umgeworfen werden könnte. Dabei muss es nicht einmal ein Sturm oder gar Orkan sein, selbst ein kleines Lüftchen könnte in ihrer Wahrnehmung hier bereits für ein Drama sorgen.

Kein Wunder, dass solche Personen oftmals gereizt sind. Wut und Aggression treten immer wieder auf. Sie wissen einfach nicht wohin mit sich selbst, sind streitlustig und auch zeitweise über Gebühr aggressiv, durchaus auch mit einem gewissen Hang zur Brutalität. Überheblichkeit, Herrschsucht, Triebhaftigkeit, Egoismus und rücksichtsloses Verhalten sind immer wieder anzutreffen. Nicht nur anderen gegenüber, sondern auch gegenüber sich selbst, ohne an die Folgen zu denken.

In dieser Ernährungsgruppe findet man durchaus auch konturlose Persönlichkeiten, Menschen mit wenig Ecken und Kanten. Menschen in dieser Gruppe sind allgemein relativ schnell zu beeindrucken und weisen oftmals eine vergleichsweise verkümmerte Standhaftigkeit auf. Selbst kleinste Details machen sie nervös und lassen sie unwohl fühlen. So sehr sie aus dieser Motivation alles unter Kontrolle halten wollen, so disziplinlos können sie aber sein, weil sie es sich selbst nicht wert sind.

Diese Menschen fühlen sich selten gesund, auch über Wochen und Monate hinweg. Stets haben sie das Gefühl, dass es hie und da zwickt oder dieses oder jenes wieder wehtut. Ständig gibt es an der Gesundheit etwas zu bemängeln. Die Angst vor Krankheiten ist allgegenwärtig. In extremen Fällen findet man hier auch Hypochonder und sogar Menschen mit Selbstmordgedanken.

Überdurchschnittlich oft haben diese Menschen eine schwierige Beziehung zu ihrer Mutter bzw. zu derjenigen Person, die als Mutterersatz in frühen Lebensjahren für das Kind da war. Diese Beziehung geht manchmal deutlich über das natürliche, biologische und emotional normale Verhältnis zwischen Mutter und Kind hinaus. Gleichzeitig haben Personen in dieser Ernährungsgruppe oftmals unaufgearbeitete Probleme mit dieser Bezugsperson, denen sie sich aus verschiedenen Gründen ungern stellen. Dazu zählen erfahrungsgemäß der unvollständig vollzogene Abnabelungsprozess, die Angst vor Trennung und Verlassenwerden, die Angst vor der vermeintlichen Übermacht der Mutter, fehlendes Vertrauen in die Mutter sowie Sehnsucht nach Anerkennung und Wertschätzung durch die Mutter.

Ein häufiges Beispiel aus meiner Praxis: Viele Klienten haben das Gefühl, dass sie von ihrer Mutter nicht geliebt wurden. Das bedeutet nun nicht, dass die Mutter schuldig ist, aber aus Sicht des Kindes mag das eine durchaus korrekte Wahrnehmung gewesen sein. Wie oft stellen wir aber fest, dass die Mutter sehr wohl alles getan hat, was in ihrer Macht stand, um ihrem Kind Liebe und Zuwendung zu geben. Nur leider war das, was die Mutter dem Kind zuteilwerden ließ, nicht das, was das Kind in diesem Moment gebraucht hätte. Aufgrund dieser Informationsschieflage entsteht beim Kind der Eindruck, dass es von der Mutter abgelehnt, zumindest aber nicht seinen eigenen Bedürfnissen entsprechend von ihr angenommen wurde. Hier liegt also ein klassisches Sender-/Empfängerthema vor. Nicht das, was ausgesendet wird, ist relevant, sondern ausschließlich das, was auf der anderen Seite ankommt.

So ist es auch verständlich, dass Menschen dieser Gruppe sich gern der Vergangenheit zuwenden, in der Vergangenheit leben und eher mit Angst auf das Hier und Jetzt oder gar auf die Zukunft reagieren. Solange die Grundlagen nicht ausreichend gegeben sind, fällt es vielen schwer, vertrauensvoll nach vorne zu schauen.

Dieses Vertrauen finden wir am ehesten noch in der Natur. Je mehr wir diese aber ablehnen oder geringschätzen, desto gestörter ist letztlich der Bezug zu uns selbst. Es sind zumeist eine tiefe innere Unzufriedenheit, eine Leere und Einsamkeit, eine gewisse Sinnlosigkeit und starke Verunsicherung, die diese Menschen dazu bringen, sich hinter Masken zu verstecken. Oftmals ist die Folge eine selbstgewählte Zurückgezogenheit bis hin zur Isolation und einer einhergehenden Depression.

Körperliche Zuordnung

In dieser Gruppe findet man vor allem Menschen in schwacher körperlicher Verfassung. Sie leiden unter Energiemangel, Schlafstörungen, Haarausfall, stressbedingten Erkrankungen und Nervosität. Die körpereigene Widerstandskraft ist geschwächt. Depression, Ängste und Phobien sowie auch vermehrter Zuspruch zum Alkohol sind in dieser Gruppe regelmäßig anzutreffen. Auch Allergien jeglicher Art haben oftmals hier ihren Ursprung.

Probleme treten vorwiegend in den unteren Bereichen des Körpers auf: Unterleib, Hüften, Beine und Füße – mit Ausnahme der Gelenke, die der Ernährungsgruppe 3 zugeordnet sind. Dies zeigt sich auch an der Figur. Die Beine, besonders die Oberschenkel und das Gesäß, sind meist deutlicher ausgeprägt, da sich Fett bevorzugt in diesen Körperteilen anlagert. Menschen mit emotionalen Problemen in dieser Gruppe neigen daher vom Körperbau eher zur Birnenform.

In dieser Körperregion finden sich auch die Ausscheidungsorgane. Dazu zählen insbesondere After, Mastdarm, Harnblase und Nieren. Vor allem die Harnblase und die Nieren reagieren sehr sensibel auf Angst, Unsicherheit und fehlende Geborgenheit. Auch der Dickdarm als Vertreter des Verdauungssystems kann betroffen sein. In der Ernährungsgruppe 3 spielt er aber eine weitaus entscheidendere Rolle.

Stoffwechselstörungen, Gicht, jegliche Art von Essstörungen, Übergewicht, Fettleibigkeit, Magersucht, Nahrungsmittel-Unverträglichkeiten und Histamin-Intoleranz sind häufig. Aber auch Erkrankungen bestimmter Geschlechts- und Reproduktionsorgane wie zum Beispiel die weiblichen Schamlippen oder Penis, Hodensack und Prostata beim Mann sind dieser Gruppe

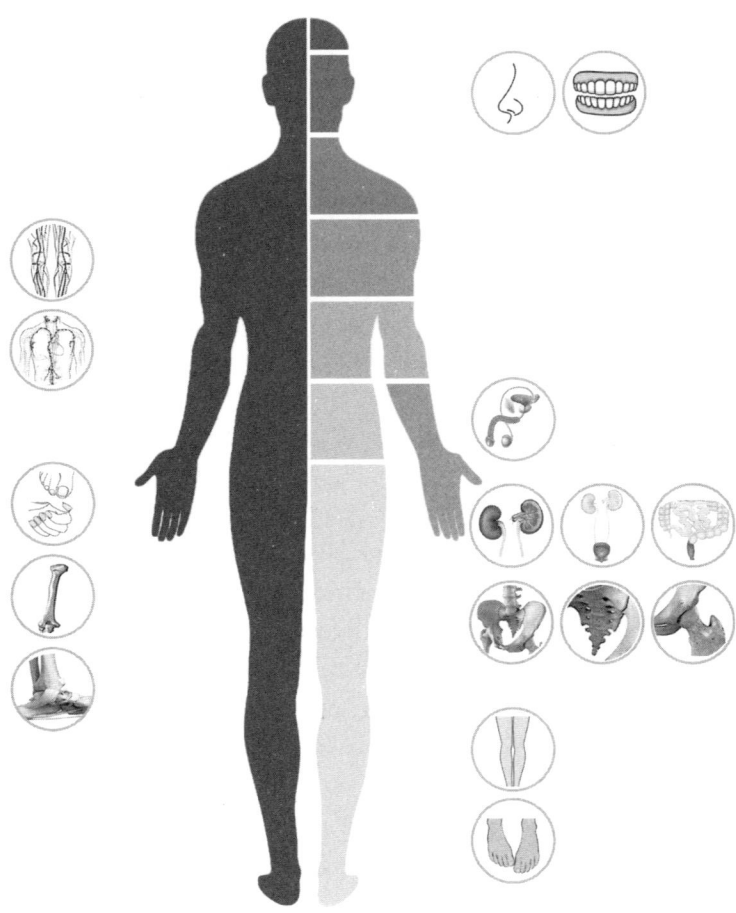

Zuordnung der wichtigsten Organe* und Körperbereiche
Ernährungsgruppe 1

* Alphabetische Übersicht der Abbildungen ab Seite 254

zuzuordnen. Probleme des Lymphsystems finden sich ursächlich in dieser Gruppe. Beim Skelettsystem reagieren vor allem die Knochen und Knorpel, Sehnen und Bänder, aber auch die Zähne und die Nägel sehr sensibel auf emotionale Störungen. Nahezu alle Knochenerkrankungen, inklusive Osteoporose, zählen beispielsweise dazu, genauso wie brüchige oder regelmäßig einwachsende Nägel. Es finden sich hier auch alle Krankheitsbilder, die den Zellaufbau allgemein, das Blut im Speziellen sowie die Transportwege des Herz-Kreislaufsystems betreffen. Dazu zählen Blutdruckschwankungen, Krampfadern, Venenleiden, Blutarmut und Leukämie.

Auch wenn die Haut selbst nicht zu dieser Gruppe gehört, so treten dennoch immer wieder Krankheiten auf, die im Zusammenhang mit diesem Organ stehen. Eingeschlossen sind zahlreiche Autoimmunerkrankungen, Akne, Nesselsucht, Ekzeme, Ausschläge, Schuppenflechte und Neurodermitis.

Die Nebennieren und die Peyerschen Lymphfollikel reagieren sehr empfindlich. Es sind die Drüsen, die Adrenalin, Noradrenalin, Aldosteron und Cortison produzieren. Gesundheitliche Probleme, mit denen Menschen in meine Praxis kommen, sind unter anderem Morbus Addison, Morbus Cushing und das Conn-Syndrom. Zusätzlich sind sämtliche Nervenprobleme um den Steiß, am Kreuzbein und dem Ischias auf eine emotionale Schieflage in diesem Bereich zurückzuführen.

Oftmals klagen diese Personen über Schmerzen in den Beinen und Füßen, unter Umständen sogar über Lähmungen in denselben. Besonders die Ferse macht immer wieder Probleme. Aber auch Einschränkungen und Schmerzen im Becken und insbesondere bei den Hüften sind nicht selten und sollten uns besonders hellhörig werden lassen.

Kopfschmerzen sind keiner Ernährungsgruppe im Speziellen zuzuschreiben, dennoch finden sich Unterschiede, wo diese Schmerzen am Kopf lokalisiert werden können. Diese treten in dieser Gruppe vor allem um die Stirnglatze (Glabella), am Hinterkopf und an der Schädelbasis auf.

Unsere Sinnesorgane lassen sich ebenfalls einer Ernährungsgruppe zuordnen. In diesem Fall ist es die Nase mit entsprechenden gesundheitlichen Problemen, zum Beispiel Schnupfen und Heuschnupfen.

Zusammenfassung

In meiner Praxistätigkeit stelle ich immer wieder fest, dass die Ursachen emotionaler Probleme und des Essverhaltens sowie der gesundheitlichen Einschränkungen immer im gleichen Lebensabschnitt liegen. In dieser Ernährungsgruppe finden sich die Ursachen für all diese Probleme in sehr frühen Jahren. Wir können den Zeitraum stark einschränken, nämlich auf 21 Monate, die zwischen Zeugung und dem ersten Geburtstag liegen. Dies erklärt auch den Bezug zu oftmals hochkommenden Problemen mit der Mutter, die in diesem Zeitraum die zentrale Rolle im Leben eines jeden Menschen spielt.

Wann immer ich Menschen, die sich hauptsächlich in dieser Gruppe wiederfinden, darüber aufkläre, wie es in ihnen aussieht und welche Emotionen besonders ihre Aufmerksamkeit brauchen, ernte ich ungläubige Blicke – manchmal sogar eine vehemente Abwehrhaltung. Selbst wenn ihr Essverhalten, ihr Auftreten, ihr Verhalten sowie die körperlichen Symptome eine Sprache sprechen, weigern sich viele meiner Klienten in einem ersten Schritt, dies für sich anzuerkennen. In keiner Ernährungsgruppe findet sich derart viel Widerstand. Dies mag vor allem darauf zurückzuführen sein, dass dieser Spiegel ihre eigene Realität stark erschüttert. Eine Realität, die im übertragenen Sinn auf Sand gebaut ist, die über Jahre selbst gewählt worden ist, um sich dem eigenen Leben möglichst nicht stellen zu müssen. Verneinung, Verleugnung und Verdrängung bleiben erst einmal bestehen und ziehen sich manchmal aufs Neue weiter. Der deutsche Philosoph Friedrich Nietzsche hat einmal gesagt:»Manchmal wollen Menschen nicht die Wahrheit hören, denn das würde ihre ganze Illusion zerstören.« Wie recht er vor allem in Bezug auf Personen in dieser Ernährungsgruppe hat. Diese erste Abwehrhaltung weicht aber meistens nach kurzer Zeit, da diese Informationen und Zusammenhänge offenbar eine hohe Sprengkraft haben. Es bedarf anscheinend sehr viel Kraft, diese Wahrheiten bewusst vor sich selbst zu verstecken. Aus diesem Grund kommen viele dieser Menschen nach kurzer Zeit wieder in meine Praxis zurück und zeigen sich oft erstmals in ihrem Leben bereit, sich wirklich tiefer mit sich und ihrem Leben auseinanderzusetzen.

Praxisbeispiel – Sabrina

Sabrina ist Ende 20 und stark übergewichtig, vor allem ihre Oberschenkel sind sehr kräftig. Zusätzlich leidet sie an Lymphdrüsenkrebs und an einem Tumor auf dem Gebärmutterhals. Der Krebs hat bereits begonnen, auf die Beckenwand zu streuen. Darüber hinaus hat sie Höhenangst, ein Zeichen, dass sie sich selbst nicht wirklich vertraut.

Sabrina ist Mutter einer kleinen Tochter und möchte ihr ein gutes Vorbild sein. Starkes Übergewicht gehört ihrer Meinung nach nicht dazu. Vor allem möchte sie aber ihr Kind aufwachsen sehen, weshalb sie auch gleichzeitig die Ursache für ihren Krebs herausfinden und daran arbeiten möchte.

Ihre Ernährung ist einerseits sehr eiweißreich, andererseits auch vollgepackt mit Kohlenhydraten und Fetten. Diese Vielfalt an Speisen und Ernährungsbestandteilen ist in allen Ernährungsgruppen durchaus normal, da auch andere emotionale Themen in der Ernährung berücksichtigt werden. Sie liebt Omeletts, Steaks, vor allem Geflügel. Milchprodukte und Hülsenfrüchte müssen auf jedem Fall auf ihrem Speiseplan stehen. Reis, Kartoffeln, Nudeln, Brot und alles, was süß ist, gehören täglich dazu. Sie greift auch gerne bei Gemüse zu, besonders bei Zwiebeln, Paprika, Tomaten, Karotten, Mais, Zucchini und Brokkoli. Sabrina schätzt Pilze in jeder Variation. Ab und zu dürfen es auch Blattsalate sein, wobei diese dann eher als Beilage dienen und nicht als eigene Mahlzeit. Obst ab und zu ist okay, wobei der Schwerpunkt klar auf den besonders süßen Früchten wie Melone, Ananas, Birne, Trauben und Mango liegt. Bei Erdbeeren und generell bei Nüssen fällt es ihr schwer, Nein zu sagen. Butter und Olivenöl gehören zu jedem Essen dazu. In Marmeladen und Honig kann sie sich sprichwörtlich reinlegen. Und sie liebt süße Fruchtsaftschorlen sowie Essig.

Sabrina hat das Gefühl, ihren Eltern nicht zu genügen. In ihrer Wahrnehmung muss sie immer Besonderes leisten, damit sie überhaupt wahrgenommen wird. Ihr Abitur hat sie nur deshalb gemacht, damit sie von ihren Eltern Anerkennung und Wertschätzung erfährt. Vor allem mit der Mutter hat sie immer wieder ein angespanntes Verhältnis, die ihrerseits schon Probleme mit ihren Eltern hatte. Wenn Sabrina zunimmt, nimmt ihre Mutter ab und umgekehrt. Als würde die Schwere der einen Person Leichtigkeit bei der anderen hervorrufen. Kein Wunder, dass viel Wut auf die Gesamtsituation und insbesondere auf ihre Mutter in ihr brodelt. Wut, die sie aber runterschluckt, um die in ihren Augen ohnedies schon geringe Zuneigung der Mutter nicht ganz zu verlieren.

Diese fehlende Aufmerksamkeit, Wertschätzung, Sicherheit und Geborgenheit zieht sich somit schon durch ihr ganzes Leben. Sie war früh pubertierend und ging bereits in jungen Jahren recht leichtfertig mit Männern um. Sie hat sich dabei gerne über ihre Sexualität definiert und diese oft bewusst eingesetzt, um das zu bekommen, was sie eigentlich emotional bräuchte. Es fehlt ihr generell an Leichtigkeit. Die Schwere in ihrem Leben spiegelt sich irgendwie in ihrem Körper. Sabrina unterdrückt sich selbst, vor allem aber ihre eigenen Emotionen – egal welche. Welche Verbindung besteht nun zwischen ihrer Ernährung und ihren Emotionen? Sabrina fühlt sich von ihrer eigenen Mutter abgelehnt. Sie weiß, dass sie nicht geplant war und ihre Mutter über eine weitere Abtreibung nachgedacht hatte. Dieses Urvertrauen, das alle Babys von Geburt an in die eigene Mutter haben, ist also von Anfang an gestört gewesen. Sabrina musste lernen, groß und stark zu sein, um für sich selbst einstehen zu können. Es ist überlebensnotwendig, dass sie gesehen und von niemandem umgehauen wird. Ihre Gewichtsprobleme sind daher eine Folge dieser Unsicherheit und fehlenden Geborgenheit. Solange sie die Ängste ihrer Mutter zu ihren eigenen macht, sich von ihr nicht wirklich abnabelt und sich selbst die Liebe gibt, die ihr ihre Mutter nie wirklich hat geben können, wird sich nichts in ihrem Leben verändern.

Sabrinas Lust auf alles Eiweißreiche entspringt genau dieser Angst, sich selbst nicht zu genügen. Ihr Wert bemisst sich an dem, was sie von außen bekommt. Daher auch das Ausbrechen über ihre Sexualität, indem sie Sexualität mit Liebe und Geborgenheit verwechselt. Die vielen Kohlenhydrate in ihrer Ernährung, all das Süße sind nur eine Folge aus diesem fehlenden Urvertrauen in das Leben, sich selbst und vor allem ihrer Mutter gegenüber. Sabrina muss alles kontrollieren, damit diese Angst, dieses Gefühl, nicht sicher und geliebt zu sein, nicht weiter hochkommt. Gerade mit diesem Gefühl kann sie gar nicht umgehen.

Ihre Lymphdrüsen sind bereits infolge dieser Angst geschwächt. Die Angst ist so übermächtig und wird durch ein fehlendes Selbstvertrauen und vor allem wegen der fehlenden Selbstliebe alles andere als in Schach gehalten. Die Lymphdrüsen sind schlichtweg nicht mehr in der Lage, all diese negativen Glaubenssätze von Sabrina über sich selbst und vor allem diese immense Wut aus dem System zu filtern. Sabrinas innere Verwirrung zeigt sich hier sehr deutlich. Solange sie weiterhin so viel Trübsal bläst, Wut und Angst in sich fühlt, finden die Lymphen keine Unterstützung, die sie so dringend brauchen würden. Die Tatsache, dass sie verlernt hat, auf ihre eigenen Gefühle zu hören und deshalb sehr Gedanken gesteuert ist, hilft nicht unbedingt, wieder Freude in ihr Leben zu bringen.

Sabrina beginnt zu verstehen, dass ihre Standfestigkeit und Sicherheit nicht von ihrem Gewicht, sondern von ihrer inneren Einstellung abhängig ist. Wenn sie beginnt, ihren Ängsten bewusst Raum zu geben, ihnen erlaubt, sich zu zeigen, würde ihr das mehr Leichtigkeit geben. Es ist wichtig, die selbstgesetzten Begrenzungen wieder aufzugeben, dafür umso mehr wieder auf die innere Stimme zu hören. Aufrecht durch das Leben gehen, mit mehr Selbstbewusstsein und sich selbst schätzen. Einfach leben, wie es sich stimmig und gut anfühlt. Sie selbst sein – und alles wird gut.

Ernährungsgruppe 2:
Jeder bekommt sein Fett ab

Ernährungsgewohnheiten

Menschen in dieser Gruppe haben vor allem Appetit auf alles Fettige und Ölige. Auch Flüssigkeiten, insbesondere (kohlensäurehaltiges) Wasser, sind teilweise beliebt.

Fette und Öle gehören wie die Proteine und die Kohlenhydrate zu den Makronährstoffen und somit zu den Grundnährstoffen des Menschen. Fette und Öle sind besonders für den Energiestoffwechsel zuständig. Sie sind neben den Kohlenhydraten die wichtigsten Energiespeicher für Menschen, Tiere und einige Pflanzen. Der physiologische Brennwert ist mehr als doppelt so hoch wie bei den anderen Makronährstoffen.

Fette und Öle werden im menschlichen Körper unter anderem benötigt als Energielieferant, Isolatoren gegen Kälte, Lösungsmittel für nur fettlösliche Stoffe (einige Vitamine), Schutzpolster für innere Organe und für das Nervensystem sowie zum Aufbau der Zellmembranen. Darüber hinaus sind Fette und Öle auch die Schmierstoffe und Hauptgeschmacksträger in der Nahrung. Sie sind nicht nur für den Körper sehr wichtig, sondern treten auch in Wechselwirkung mit unserem emotionalen Haushalt.

Prinzipiell kann man zwischen tierischen und pflanzlichen Fetten und Ölen unterscheiden. An dieser Stelle soll bewusst keine Diskussion zur physiologischen Bedeutung oder zur Auswirkung auf die körperliche Gesundheit stattfinden. Fette und Öle werden hier nur von der emotionalen Seite betrachtet und zeigen die emotionalen Auswirkungen auf den Körper auf.

Die tierischen Fette umfassen vor allem Fleischfette und Fischöle, Schmalz sowie Fette von Milchprodukten. Pflanzliche Fette und Öle speisen sich hauptsächlich aus:

- Avocado
- Erdnuss
- Färberdistel
- Hanf
- Kokos
- Kürbiskerne
- Leinsamen
- Mandel
- Oliven
- Raps
- Reis
- Sonnenblumenkerne
- Traubenkerne
- Walnuss

Auch Nüsse sind exzellente Lieferanten von hochwertigen Fetten. Genauso wie ausgewählte Samen, Sprossen und Keime wie Kürbiskerne, Sesam und Sonnenblumenkerne, die wir bereits aus der Ernährungsgruppe 1 kennen. Hinzu kommen noch Leinsamen, Flohsamen, Mohn und Hanf. Leider werden Fette immer noch als Dickmacher verpönt. Obwohl Ernährungswissenschaftler dies schon mehrfach widerlegten, wird in Diäten oft auf fettreduzierte oder gar fettfreie Ernährung umgestellt. Unser Körper braucht aber Fett, um viele Funktionen erhalten zu können. Es gibt bereits Ernährungsexperten, die davon ausgehen, dass wir sogar zu wenig Fett zu uns nehmen. Dies betrifft natürlich vor allem die hochwertigen, mehrfach ungesättigten Fette und Öle (Omega-3 und Omega-6 Fettsäuren). Sie sind besonders in Kaltwasserfischen, Raps, Sonnenblumensamen, Weizenkeimen, Sesam und Walnuss zu finden.

Um bei fettreduzierten Nahrungsmitteln die Konsistenz zu erhalten, müssen Kohlenhydrate zugeführt werden, damit sie weiterhin geschmeidig bleiben, auch Aromastoffe und unter Umständen sogar Geschmacksverstärker, um den Geschmack weitgehend zu erhalten. Gerade die große Menge an kurzkettigen Kohlenhydrate sind aber die Dickmacher. Menschen, die auf Fett verzichten, nehmen erst recht zu. Sie schaden mit der Reduktion von Fett nicht nur ihrem Körper, sondern auch ihrem Emotionshaushalt, der um eine weitere Ersatzbefriedigung betrogen wird.

Neben den Fetten und Ölen wird diese Gruppe noch von wasserreichen und/oder fettreichen, teilweise auch tropischen Früchten bestimmt. Vor allem die tropischen Obstsorten sind geschmacklich sehr intensiv und verstärken das positive Lebensgefühl.

Beispiele für wasserreiche und/oder fettreiche Früchte:

- Aprikose
- Avocado
- Feige
- Kiwi
- Mandarine

- Melone
- Nektarine
- Orange
- Pfirsich
- Tangerine

Beispiele für tropische Früchte:

- Ananas
- Kaki
- Kumquat
- Mango

- Maracuja
- Papaya
- Sternfrucht

Auch die Kokosnuss finden wir hier wieder.

Menschen, die eher dieser Nahrungsmittelgruppe zuzuordnen sind, bevorzugen Salz und appetitanregende Gewürze wie Kümmel, Fenchel und Muskat. Insbesondere kohlensäurehaltiges Wasser als Lösungs- und Reinigungsmittel hat ebenfalls einen hohen Stellenwert in der Ernährung dieser Menschen, genauso wie Kaffee und Alkohol, die betäubend wirken.

Bei den Mineral- und Vitalstoffen findet sich hier vor allem Mangan.

Emotionales Befinden

In der Gruppe 1 standen die physiologischen Bedürfnisse sowie die Sicherheitsbedürfnisse im Vordergrund. In dieser Gruppe werden die sozialen Bedürfnisse, die Selbstbefriedigung, die eigentliche emotionale Identität, angesprochen. Alles dreht sich um körperliche Empfindungen, Nahrung und Appetit, Sexualität und Fortpflanzung, grundlegende Beziehungen sowie Tatendrang und Kreativität. Vereinfachend lassen sich diese emotionalen Bedürfnisse in zwei Hauptthemen unterteilen:

1. Die *Lust am Leben*

2. Der Themenkomplex *Kreativität*

Wenn ich von »*Lust am Leben*« spreche, dann geht es wirklich darum, am Leben teilzuhaben, das Leben zu genießen. Es geht um die Lust »am« Leben und nicht um die Lust »zu« leben. Menschen in dieser Gruppe sind nicht automatisch lebensmüde, sondern haben einfach verlernt zu »leben«. Das Funktionieren, Anpassen, Sich-Einsortieren oder gar Unterordnen steht deutlich im Vordergrund. Eigene emotionale Belange werden oftmals weggesperrt, ignoriert, verdrängt. Sie haben gelernt, sich selbst zurückzunehmen, ihr wahres Ich zu verbergen. Diese Menschen kämpfen vor allem mit Schuldgefühlen. Irgendetwas in ihrem Leben hat sie gelehrt, dass sie kein Recht haben, sich in das Leben zu stürzen, das Maximale aus dem Leben zu holen, es genießen zu dürfen. Manchmal mussten sie schon sehr früh Verantwortung für andere, insbesondere für einen Elternteil übernehmen. Zu einem Zeitpunkt, wo sie selbst eigentlich noch gar nicht in der Lage waren, diese für sich selbst zu tragen, geschweige denn für andere. Diese Bürde, sein eigenes Leben nicht leben zu können, es nicht entdecken zu dürfen und es zugunsten anderer oder für die eigene Sicherheit, für das eigene Überleben opfern zu müssen, lässt leicht dieses Gefühl von »Ich bin Schuld« entstehen.

Diesen Menschen fehlten in diesem sehr frühen Lebensabschnitt entwicklungsbedingt kognitive Instrumente, um all diese Schockmomente und kindlichen Traumata intellektuell verarbeiten oder einsortieren zu können. Wie schnell passiert es, dass Kinder zum Beispiel versuchen, die Überforderung der Mutter zu kompensieren oder gar abzufangen und letztlich den Glaubenssatz ausprägen, dass ohne ihr Dasein es der Mutter wahrscheinlich besser ginge. »Ich bin schuld«. Wie soll ein Kind in einem Alter zwischen 6 und 24 Monaten damit klarkommen? Dies ist der Zeitraum, in dem eine besondere Anfälligkeit für alle emotionalen Ursachen in dieser Gruppe besteht. Diese Menschen haben damals manchmal körperliche, sexuelle oder emotionale Misshandlungen oder Verletzungen erfahren. Sie kennen das Gefühl von emotionaler Vernachlässigung oder gar Zurückweisung, auf jeden Fall aber erlebten sie einen Mangel an Zärtlichkeit und körperlicher Nähe in dieser frühen Kindheit. Oftmals waren diese Menschen als Kleinkinder emotionaler Manipulation oder gar Verrat ausgesetzt. Sie haben gelernt, dass es besser ist, ihre eigenen, kindlichen Gefühle zu verleugnen. Besonders in einem Umfeld, das von Alkoholismus oder sexuellen Störungen geprägt ist, bilden sich derartige emotionale Narben sehr schnell aus.

Es gibt drei Hauptbereiche, in denen wir die »Lust am Leben« am ehesten empfinden können. Menschen, die gerne Fettiges im weiteren Sinne essen oder diesem zumindest nicht abgeneigt sind, haben meistens Probleme in zwei von diesen drei Themen, oftmals sogar in allen drei.

Der *erste Bereich* dreht sich um die Nahrung an sich, um das körperliche Vergnügen, den Genuss. Diese Menschen tun sich schwer, Essen als Lust zu empfinden. Der Geschmack der Speisen, der Geruch, die Farbe, die Konsistenz, die Temperatur, das Aussehen, die Zubereitung, die Darreichungsform sind unwichtig. Essen dient meistens der puren Energieaufnahme, verfolgt darüber hinaus aber selten einen weiteren Zweck. Der soziale Kontext, gemeinsam mit anderen Menschen zu essen, spielt oft nur eine sehr untergeordnete Rolle. Die Bereitschaft, das Interesse und auch die Lust, gezielt etwas Leckeres einzukaufen, sich in die Küche zu stellen, um für sich und seine Lieben etwas Besonderes zuzubereiten, ist meistens gering. Diese Menschen sind nur in Ausnahmesituationen bereit, sich wirklich Zeit zu nehmen, um mit anderen Menschen gemeinsam zu speisen, sich beim Essen zu unterhalten, regelmäßig einen familiären Höhepunkt des Tages zu schaffen, an dem sie gemeinsam etwas genießen. Oftmals fehlt schlichtweg der Appetit oder sie beginnen stattdessen sich zu überessen. Essen als Ersatzbefriedigung in Reinkultur, wobei Befriedigung hier nur das Mittel zum Zweck ist. Nahrung als Schlüssel zu fehlender Sicherheit und Geborgenheit.

Im *zweiten Bereich* geht es um Hedonismus und die Lust im wahrsten Sinn des Wortes. Es geht um Sexualität, um Erotik, Begehren, Sinnlichkeit, die Sehnsucht nach Vereinigung von Gegensätzen und letztlich auch um Fruchtbarkeit. Selten, dass sich diese Menschen wirklich fallen lassen und hingeben, ihre sexuellen Wünsche kundtun, offen mit ihren Neigungen umgehen, das einfordern, was sie brauchen oder sich für Neues öffnen. Ein vitales Sexualleben erfordert auch das Eingehen auf den Partner – meistens fehlt aber die sexuelle Lust, oder die sexuellen Energien werden einfach abgeblockt. Diese Personen fühlen sich immer unsicher und angespannt gegenüber dem anderen Geschlecht, haben Angst vor Sex und unterdrücken die eigene, normale Triebhaftigkeit. Sie fühlen sich überfordert als Partner, Liebhaber bzw. Geliebte, Freund oder Freundin oder als Elternteil. Seltener versuchen Menschen dieser Gruppe, die aus der frühen Kindheit herrührende emotionale Unsicherheit, emotionalen Traumata und die merkliche emotionale Leere im Leben mit Sex zu kompensieren. Frivolität, sexuelle Ausschweifungen, Sexsucht, Nymphomanie, Triebhaftigkeit, zwanghaftes Sexualverhalten und zwanghafte Befriedigung eigener sexueller Bedürfnisse fungieren dabei oft als Schlüssel zu Liebe und Zuneigung, Sicherheit und Geborgenheit.

Diese Menschen sind meistens nicht in der Lage oder willens, sich selbst all das zu geben, sondern empfinden sich als Opfer oder haben kaum mehr Verbindung zu sich selbst. Weder haben sie tiefgehende Gefühle für sich selbst, noch empfinden sie wirklich etwas für andere. Sie erwarten, dass das Umfeld sie für ihr eigenes Leben entschädigt. Sie brauchen im übertragenen Sinn die DNA anderer, um sich selbst besser zu fühlen.

Im *dritten Bereich* des Themas »Lust am Leben« geht es um Berührungen im weiteren Sinn. Berührungen können zart, liebevoll, aber auch grob sein. Wir kommen dabei nicht nur mit unseren eigenen Emotionen in Kontakt, sondern auch mit denen unseres Gegenübers und mit dem, was unsere Beziehung zwischenmenschlich ausmacht. Oftmals haben diese Menschen aber genau hier ihre Schwierigkeiten. Sie sind eben nicht bereit, sich auf sich selbst einzulassen, in sich hineinzufühlen und zu erkennen, was eine bestimmte Situation mit ihnen macht. Sie haben Scheu, sich anderen Menschen und sich selbst gegenüber zu öffnen, sich einzubringen, sich fallen zu lassen. Sie mögen zwar grundsätzlich an anderen Menschen interessiert sein, aber nur bis zu einer bestimmten Grenze. Und diese ist spätestens dann erreicht, wo sie selbst im weiteren Sinne emotional berührt werden.

Neben der »*Lust am Leben*« gibt es das zweite Hauptthema, die *Kreativität* im weiteren Sinn. Es geht um die Lebensfreude, die

Offenheit, sich selbst zu spüren, sich vom Leben berühren zu lassen, die Gegenwart anzunehmen und optimistisch nach vorne zu schauen. Es geht um Spontaneität, Flexibilität, Begeisterungsfähigkeit, schöpferische Lebenskraft und Vorstellungskraft. Interesse an dem zu haben, was uns umgibt und bereit zu sein, eine Aufgabe zu übernehmen.

Diesen Menschen fällt es schwer, Verantwortung für sich selbst zu übernehmen, das Leben aktiv nach eigenen Wünschen, Bedürfnissen und Vorstellungen zu gestalten und mit dem Leben zu fließen. Sie lassen sich lieber treiben, ziehen sich in ihre selbstlimitierende und selbstgeschaffene Komfortzone zurück. Sie sind geprägt von Unlust und haben kaum Ziele. Lieber bleiben sie in emotionalen Abhängigkeiten, da diese ihnen ein Gefühl von Sicherheit und Geborgenheit geben. Sie sind kaum in der Lage, gesunde Grenzen zu ziehen oder Nein zu sagen – weder zu sich selbst, noch zu anderen. Die Bereitschaft zu leiden und zu erdulden ist oftmals immens hoch. Es mangelt vor allem an Selbstbewusstsein, Selbstachtung, Selbstvertrauen und Selbstwert, um die Ketten, die sie zurückhalten, zu sprengen. Stattdessen klammern sie sich lieber aus Verlustängsten an den Partner, auch wenn sie die eigene Eifersucht fast auffrisst. Die Angst vor Veränderungen ist aber meistens stärker als der Wunsch, das Leben aktiv zu genießen.

Die fehlende emotionale Nähe, das ständige Kämpfen um die Zuneigung als Kind führt zu einer Sucht nach Anerkennung, dem zwanghaften Wunsch des Dazu-Gehörens, einer zeitweise weitgehenden Aufgabe der Unabhängigkeit, übertriebener Absicherung, übersteigerten Besitzwünschen und der ständigen Suche nach Erfüllung im Außen. Diese Menschen neigen dazu, sich gerne einzumischen und andere Menschen zu manipulieren, damit sie das bekommen, was sie vermeintlich brauchen.

Die mangelnde Bereitschaft, sich auf andere Menschen und Meinungen einzulassen sowie eine zumeist eher schwächer ausgeprägte Sozialkompetenz ist kombiniert mit starken Stimmungsschwankungen und emotionalen Widersprüchen. Eine immer wieder erkennbare Gefühlskälte sich selbst und anderen gegenüber führt letztlich zu einer emotionalen Isolation, die teilweise sogar selbst gewählt ist. Vereinsamung, aber auch Hysterie und die Angst vor Kontrollverlust sind die Folgen.

Eine oftmals hohe Sensibilität auf der einen Seite und diese unterdrückten Gefühle und innere Leere auf der anderen Seite sind ein idealer Nährboden für jegliche Art von Suchtgefährdung. Diese Menschen streben nach allem, was sie das Leben in irgendeiner Form spüren lässt – körperlich, geistig und emotional. Dabei spielt es meistens nur eine untergeordnete Rolle, ob dies mit Schmerz, Ablehnung oder Lustempfinden, Zuspruch und Liebe verbunden ist.

Die Angst vor dem Tod ist allgegenwärtig. Er wird als immer zu früh kommend für ein stets nach Erfüllung suchendes Leben empfunden. Auch wenn sich diese Menschen die ersehnte Erfüllung nicht wirklich zutrauen, das innere Gefühl für ein nicht gelebtes Leben und die Suche nach einer Erfüllung in diesem Leben sind stets präsent.

Körperliche Zuordnung

In dieser Ernährungsgruppe ist vor allem der untere Bauch die Schwachstelle im Körper.

Die Geschlechts- und Reproduktionsorgane, der Dünndarm, abermals die Nieren und alle Arten von Körperflüssigkeiten stehen im Mittelpunkt.

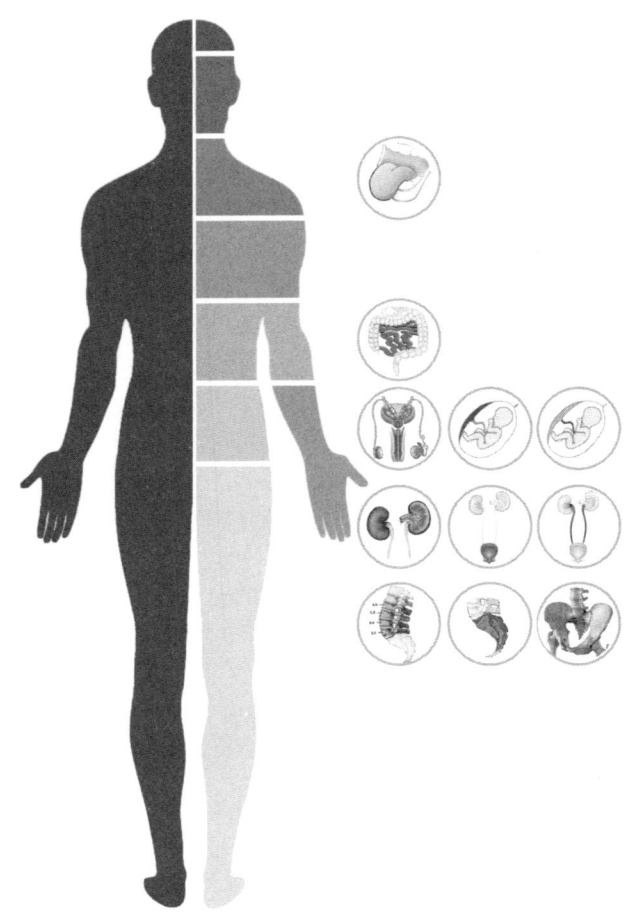

Zuordnung der wichtigsten Organe und Körperbereiche
Ernährungsgruppe 2

Allgemein leiden diese Menschen oft an einer gewissen Lethargie und Schlaflosigkeit. Ihre innere Unruhe, das stete Suchen nach dem Glück im Außen, aber die fehlende Bereitschaft, sich zu verändern und bewusst Schritte zu setzen, die den eigenen Bedürfnissen entsprechen, lässt diese Menschen eher in Untätigkeit verharren.

Da in dieser Ernährungsgruppe Flüssigkeiten eine große Rolle spielen, egal wie dick-, dünnflüssig oder wie viskos, nehmen auch die Ausscheidungsorgane einen großen Raum ein. Hierzu zählen insbesondere die Nieren, die Harnblase und die Harnleiter. Alles, was im weiteren Zusammenhang mit »das Leben fließen lassen« steht. Nierenbeschwerden, Nierensteine, Wassereinlagerung, Blasenbeschwerden, Inkontinenz oder Harnwegsinfektionen sind oftmals typische Krankheiten, die darauf hinweisen, dass die Person zu viel Angst vor dem Leben hat und deshalb versucht, dieses stark zu kontrollieren. Zwingen und blockieren anstatt zu genießen. Wir müssen also lernen loszulassen, den Dingen ihren Lauf lassen. Unsere Ausscheidungsorgane lehren uns, uns von dem zu trennen, was uns nicht (mehr) guttut – ganz besonders emotional. Nicht wegsperren, nicht ignorieren, sondern laufen lassen! Somit weisen die Nieren auf eine innere Unbeweglichkeit hin und auf Angst, Veränderungen zuzulassen.

Nirgendwo wird die Lust am Leben besser ersichtlich als bei den Geschlechts- und Reproduktionsorganen. So sind insbesondere die Hoden beim Mann sowie die Gebärmutter, Eierstöcke, Eileiter, Plazenta und Nabelschnur bei der Frau besonders anfällig für emotionale Störungen in diesem Bereich. Immer wieder weisen Gebärmutterprobleme, Endometriose, Eileiterprobleme, Erkrankungen der Eierstöcke, Zysten an den Eierstöcken, Regelschmerzen, Prostatabeschwerden, Hodenerkrankungen, Pilzinfektionen und viele Arten von Geschlechts-krankheiten darauf hin, dass sich diese Menschen zu sehr vor dem Leben verschließen. Sie tragen Glaubenssätze in sich, die eine Weitergabe des eigenen Lebens schwierig bis unmöglich machen. Auch ein ausbleibender Kinderwunsch, Fehlgeburten, Unfruchtbarkeit, Potenzstörung, Frigidität und Orgasmusprob-leme finden ihre Ursache meistens in diesem Bereich. Oft klagen diese Menschen über Schmerzen im unteren Rückenbereich. So zeugen Probleme insbesondere bei den Lendenwirbel (L2–L5), im Kreuzbeinbereich (S1–S5) und im Becken von einer verkrampften Sicht auf das Leben. Hüftprob-leme weisen darauf hin, dass die Person starke Angst vor Ver-änderungen hat.

Da die Verdauung unserer Nahrung nur ein Spiegelbild unserer emotionalen Verarbeitung von Lebensthemen ist, sind auch alle Verdauungsstörungen rund um den Dünndarm ursächlich hier zu finden. Gerade beim Dünndarm zeigt sich nämlich die Bereitschaft zu Veränderungen im Leben. Fettleibigkeit, aber auch Magersucht sind häufig anzutreffen, in manchen Fällen auch bereits Bulimie, die aber vor allem in der Ernährungs-gruppe 3 auftritt. Während Menschen mit einer sehr eiweiß-reichen Ernährung ihr Fett eher an den Oberschenkeln und dem Becken ansetzen, neigen die Betroffenen hier eher zum ausgeprägten Unterbauch. Auch Morbus Crohn ist diesem Be-reich des Verdauungstrakts eindeutig zuzuordnen.

Damit alle Körperfunktionen reibungslos ablaufen können, müssen sie auch geschmiert werden. Flüssigkeiten transpor-tieren Nährstoffe und Abfallstoffe durch den Körper, halten geschmeidig, kühlen, ermöglichen erst die Verdauung, reini-gen, reproduzieren etc. Zu diesen Flüssigkeiten gehören Blut, Schweiß, Tränen, Sperma, Verdauungssäfte und die Lymphe.

Nahezu alle in diesem Zusammenhang stehenden Krankheiten gehen auf das Konto der Emotionen in dieser Ernährungsgruppe, insbesondere alle Bluterkrankungen, Herpes und das Pfeiffersche Drüsenfieber. Auch periphere Durchblutungsstörungen gehören in diese Kategorie, da die Blutversorgung des Körpers nur widerspiegelt, wie diese Person sich selbst mit eigenen Emotionen und somit mit Freude am Leben versorgt. Hormonell wird der untere Bauch vor allem von den Eierstöcken und Hoden versorgt. Sie bilden die Botenstoffe Östrogen, Testosteron und Progesteron. Störungen in diesem Hormonhaushalt sollten dazu führen, die Bereitschaft, sich auf seine eigenen Emotionen einzulassen, d. h. bewusst am Leben teilzunehmen, zu hinterfragen. Zusätzlich sind sämtliche Nervenprobleme rund um das Becken auf eine emotionale Schieflage in diesem Bereich zurückzuführen.

Wenn Sie öfter Kopfschmerzen haben und der seitliche Hinterkopf betroffen ist, können Sie von einem emotionalen Problem in dieser Gruppe ausgehen.

Zusammenfassung

Auch dieser Ernährungsgruppe ist wieder ein Sinnesorgan zugeordnet. Dieses Mal ist es die Zunge. Rein evolutionsbiologisch ergibt das auch sehr viel Sinn, da Kleinkinder im Alter von 6 bis 24 Monaten ihre Umwelt vor allem über die Zunge wahrnehmen. Kinder in diesem Alter versuchen alles über ihre Geschmacksknospen zu erfahren. Diese orale Phase lässt die Kinder erstmals Genuss erfahren. Sie lernen, was ihnen guttut, worauf sie Lust haben, das Leben mit allen Sinnen zu erfahren. Indem sie alles in den Mund nehmen und über die Zunge ihre Erfahrungen austauschen, beginnen sie ihre eigene emotionale Identität zu entwickeln. Sie lernen, sich selbst Gutes zu tun, das herauszufinden, was ihnen Befriedigung gibt. Es ist der erste Schritt weg von der Mutter, hin zu anderen Menschen, hin in ein selbstständiges Leben mit eigenen Bedürfnissen und Wahrnehmungen in dieser Welt. Und genau in dieser Zeit sind wir besonders anfällig für emotionale Störungen, die uns folglich daran hindern, Lust am Leben zu empfinden und kreativ das eigene Leben zu gestalten.

Auch in dieser Ernährungsgruppe sind die Menschen auf die Vergangenheit gerichtet und versuchen verzweifelt das nachzuholen, was sie in früheren Lebensjahren nicht bekommen haben. Der eigene Körper spielt dabei eine sehr wichtige Rolle, zumal nicht die geistige oder emotionale Befriedigung im Vordergrund steht, sondern hauptsächlich das körperliche Empfinden.

Erfahrungsgemäß versuchen Menschen mit emotionalen Ursachen in dieser Gruppe, ihre Probleme nicht mit einer emotionalen Öffnung, einem bewussten Einlassen auf das Leben zu lösen, sondern mit einer verstärkten Aktivierung des Verstandes. Dabei merken sie gar nicht, dass sie das Problem dadurch noch deutlich verschärfen, da eine verstandesbetonte Auseinandersetzung mit dem Leben niemals die emotionale Komponente ersetzen kann. Je mehr wir den Verstand benutzen, desto weniger Raum bleibt für die eigenen Emotionen. Da die Emotionen aber jeden Tag nach Aufmerksamkeit und Befriedigung trachten, erhöhen sie den Druck, um auf sich aufmerksam zu machen. Je höher der Druck, desto unangenehmer die Wahrnehmung desselben. Je unangenehmer die Situation, desto mehr wird erfahrungsgemäß der Kopf eingeschaltet, um das Problem zu lösen. Der Betroffene merkt gar nicht, dass er sich gerade in einer Spirale befindet, die nur eine Richtung kennt.

Praxisbeispiel – Christiane

Christiane ist Anfang 40 und leidet unter ihrem Übergewicht. Dabei ist es gar nicht so immens viel, was sie an Fett mit sich herumschleppt. Aber sie möchte sich einfach wieder wohlfühlen, wenn sie sich auszieht. Ständig hat sie ein schlechtes Gewissen, weil sie ihrem Mann nicht das körperlich bieten kann, was er gerne hätte. Sie fühlt sich ja selbst nicht mehr schön und hat Probleme, sich im Spiegel anzuschauen. Ihre Lust auf Sex oder sonstige Zärtlichkeiten mit ihrem Mann hat sich daher deutlich reduziert. Vor allem die Kilos an ihrem Becken und an den Hüften stören sie massiv. Mit dem Rest des Körpers hat sie sich zwangsweise angefreundet.

Essen spielt keine große Rolle in ihrem Leben. Sie greift meist zu dem, was gerade da ist. Hauptsache, es geht schnell und sie muss sich nicht lange in die Küche stellen. Eigentlich hat sie generell wenig Zeit in ihrem Leben. Irgendwie fühlt sie sich immer wie eine Getriebene, auch wenn es nichts Offensichtliches in ihrem Leben gibt, was ihr Druck machen würde. Nur sie selbst macht sich diesen Druck. Wenn sie ehrlich mit sich selbst ist, verbietet sie sich selbst viele Freuden des Lebens.

Morgens muss es schnell gehen. Das Fertigmüsli aus dem Supermarkt ist griffbereit. Milch drüber, Kaffee dazu und los zur Arbeit. Kaffee geht eigentlich immer, so an die 7 bis 10 Tassen pro Tag. Am Wochenende gönnt sie sich auch einmal ein Brötchen mit Marmelade oder Honig, noch lieber aber Frischkäse oder Scheibenkäse, aber wirklich üppig wird es beim Frühstück nie. Bei der Arbeit fühlt sie sich immer leicht gestresst. Nüsse als Nervennahrung müssen daher immer bereitstehen. Vielleicht auch einen kleinen Joghurt als Zwischenmahlzeit – für mehr hat sie aber meistens keine Zeit. Mittags muss es aber Fleisch sein, egal ob Steak, Pute oder Grillfleisch. Auf jeden Fall gebraten, gebacken oder gegrillt, aber nicht gekocht. Dazu isst sie am liebsten Nudeln oder Reis oder angebra-

tenes Gemüse wie Paprika, Zucchini, Karotten, Spinat und Brokkoli. Nachmittags hat sie stets Kuchen, Kekse oder Pralinen griffbereit – für den kleinen Hunger zwischendurch. Obst nur dann,
wenn es schon fertig zubereitet ist. In diesem Fall, wenn überhaupt, Apfel, Pfirsich, Melone, Mango, Ananas, Avocado und
Orangen. Selbst würde sie aber weder Obst einkaufen, noch es
sich selbst zubereiten. Zu viel Aufwand, meint Christiane.

Nach einem harten Arbeitstag hat Christiane am Abend keine
Lust mehr, sich in die Küche zu stellen. Dann muss es schnell gehen. Dosensuppe auf und fertig. Vielleicht auch ein tiefgefrorener
Fertigfisch aus dem Supermarkt, der im Backofen heiß gemacht
wird. Oder eine Pizza aus dem Kühlregal. Auf der Couch vor dem
Fernseher gönnt sie sich dann Chips oder Erdnussflips, stößt mit
ihrem Mann auch gerne mit Aktionssekt oder Wein vom Discoun-
ter ums Eck an und lässt den Abend ausklingen.

Christiane tut sich schwer, sich selbst zu reflektieren, eigentlich
ist sie gar nicht wirklich bereit dazu. Ihre Emotionen würden Respekt abverlangen, den sie nicht für sich selbst aufbringen kann.
Sie möchte Frieden mit sich selbst, es muss aber leicht gehen.
Eigentlich fühlt sie sich als Opfer ihres Zustands, hat aber gleichzeitig Angst davor, dass ihre Idylle zerstört werden könnte, wenn
sie sich mit sich selbst auseinandersetzt. Man weiß ja nie, was dabei hochkommt. Ihr Verhalten ist das eines Kindes, das seinen
Platz noch nicht gefunden hat. Sie will gefallen, aber gleichzeitig
nicht angreifbar sein. Es ist ihr wichtig, immer schnell verschwinden zu können.

Sie muss das Gefühl haben und stets den Anschein nach außen
geben, dass sie alles im Griff hat. Dabei nimmt Christiane billigend
in Kauf, arrogant oder abweisend zu wirken. Hauptsache, niemand
bemerkt, dass sie eben doch nicht so perfekt ist, wie sie gerne den
Anschein erweckt. Dabei fühlt sie sich eigentlich nicht wirklich
aufgehoben und geborgen.

Bei Christiane ist deutlich erkennbar, wie innerlich zerrissen sie ist. Sie weiß, dass das Leben, wie sie es führt, nicht dem entspricht, was sie brauchen würde, will aber auch nicht wirklich etwas ändern. Sie verfährt ganz nach dem Motto: »Wasch mir den Pelz, aber mach mich nicht nass«. Einerseits diese innere Unzufriedenheit, andererseits diese Gleichgültigkeit der Situation gegenüber. Einerseits die Schuldgefühle ihrem Mann gegenüber, andererseits keine Bereitschaft zur Veränderung – außer diese kommt von alleine und ohne Einschränkungen für den Alltag. Das Opferverhalten ist dabei sehr ausgeprägt bei Christiane.

Christianes Figur weist deutlich darauf hin, dass sie Probleme in den Ernährungsgruppen 1 und 2 hat. Sie fühlt sich nicht geborgen, hat Angst vor dem Leben. Angst vor dem, was kommen könnte. Lieber bleibt sie auf den eingefahrenen Wegen, anstatt sich Neuem zuzuwenden. Dies betrifft alles in ihrem Leben. Dadurch nimmt sie sich jegliche Freude am Leben. Dies merkt man sehr deutlich bei dem, was und wie sie es isst. Essen darf bei ihr fettig und ölig sein, damit es intensiver schmeckt. Sie ist aber nicht wirklich bereit, sich selbst etwas Gutes zuzubereiten oder zu gönnen. Christiane ernährt sich hauptsächlich von Convenience Food und lebt auch ihr Leben danach. Alles muss schnell und leicht gehen, möglichst mit wenig Tiefgang oder Rückkopplung auf das eigene Leben. Geschmacklich aufdringlich, aber nicht notwendigerweise mit Nachhall oder bleibendem Eindruck. An Konsequenzen denkt sie dabei nicht wirklich.

Auch wenn sie ihren Mann anscheinend sehr liebt, jegliche Art der Zärtlichkeit verbietet sie sich mittlerweile selbst. Die tägliche Routine ist fest eingefahren. Eigentich weiß sie selbst nicht, was sie möchte. Eines aber weiß sie ganz genau: So soll es nicht mehr weitergehen. Eine Veränderung des Alltags ist dabei aber nicht unbedingt erwünscht. Christiane dreht sich also im Kreis.

Essen lässt sie entspannter fühlen, fröhlicher. Es schafft die Fassade einer Idylle, die Ruhe und Harmonie ausstrahlt. Eine Auszeit für sich selbst in einem Leben, das eingefahren und eintönig wirkt. Ein Hort der Entspannung, die sie sich selbst verwehrt. Das Entscheidende ist also, dass Christiane erst einmal eine Entscheidung fällt, ob sie ihre Komfortzone überhaupt verlassen möchte. Ist sie wirklich bereit, am Leben teilzunehmen, die Verantwortung für sich selbst zu übernehmen und sich fallen zu lassen?

Ernährungsgruppe 3: Die Welt der Kohlenhydrate

Ernährungsgewohnheiten

Menschen dieser Gruppe greifen am liebsten bei allem zu, was viel Stärke und Zucker beinhaltet.

Kohlenhydrate sind neben den Fetten und Proteinen ein wesentlicher Bestandteil der menschlichen Nahrung. Sie sind wichtig für den Energiestoffwechsel und der Hauptenergielieferant für den Organismus – körperlich und emotional. Sie sind im Gegensatz zu den Fetten relativ schnell verwertbar. Wenn die Versorgung des Körpers mit Kohlenhydraten größer ist als ihr Verbrauch, wird der Überschuss in Fett umgewandelt und gespeichert. Dadurch stehen die Kohlenhydrate als Energiereserven zur Verfügung und dienen neben einer besseren Wärmeisolierung des Körpers auch als Schutz, Pufferung und Betäubung gegen subjektiv wahrgenommene Gefahren, zum Beispiel Kälte und Druck von außen und unerwünschte, unangenehme Emotionen von innen.

Die akute Energieversorgung des Körpers wird hauptsächlich über die im Blut gelöste Glucose, also Zucker, gewährleistet. Dieser ist schnell verfügbar, und wir können unser Leben weiterhin so führen, wie wir es willentlich möchten. Wir bleiben dadurch weitgehend selbstbestimmt und haben genügend Energie zur Versorgung der eigenen Komfortzone – körperlich und emotional.

Körperlich macht es einen großen Unterschied, ob die Kohlenhydrate langkettig, d. h. in Form von Kartoffeln oder Nudeln, oder kurzkettig sind wie Zucker, insbesondere Traubenzucker. Emotional gesehen ist es egal, da der Körper die Kohlenhydratketten so lange spaltet, bis letztlich Glucose übrig bleibt. Glucose kann von jeder Zelle direkt als Energie aufgenommen werden. Auch das Gehirn wird mit Glucose optimal versorgt. Je dringender also die emotionale Befriedigung, desto stärker der Heißhunger auf kurzkettige, d. h. möglichst zuckerhaltige Speisen wie Süßigkeiten und Schokolade.

Besonders viele Kohlenhydrate finden sich in Getreide. Emotional gesehen macht es kaum einen Unterschied, ob dieses glutenhaltig oder frei von Gluten, also pflanzlichen Eiweißen, ist. Zu den glutenhaltigen Getreidesorten zählen Weizen, Khorasan-Weizen, Roggen, Dinkel, Buchweizen, Reis, Gerste und Triticale. Hafer, Naturreis, Hirse, Mais, Amarant und Quinoa werden meistens auch von Menschen mit Zöliakie gut vertragen.

Auch Hülsenfrüchte spielen eine große Rolle, da sie sehr viel Stärke beinhalten. Zu dieser Gruppe gehören zum Beispiel viele Bohnensorten:

* Adzuki
* Cannellini
* Fava
* Grüne
* Kidney
* Lima

* Mungo
* Pinto
* Schlangen
* Schwarze
* Weiße

Aber auch Erbsen, Zuckerschoten, Kichererbsen, Linsen und alle Sojaprodukte gehören in diese Gruppe.

Neben den Getreideprodukten und den Hülsenfrüchten sind in den westlichen Ländern insbesondere Kartoffeln und Nudeln unsere Hauptenergielieferanten. Oft erzählen mir Klienten, dass sie Diäten machen, dabei ganz auf Kohlenhydrate verzichten oder zumindest versuchen, sich möglichst kohlenhydratfrei zu ernähren. Besonders Brot, Kartoffeln und Nudeln werden in diesem Zusammenhang sehr rasch vom Speiseplan gestrichen. Davon abgesehen, dass keine Diät dauerhaft wirken kann, da die zugrundeliegenden Emotionen nicht tangiert werden, unterschätzen auch die meisten Menschen die Macht ihrer Emotionen. Wenn die zugrundeliegenden Emotionen nicht beachtet werden, greifen die Emotionen auf Ersatzbefriedigungen zurück. Beginnen wir, Kohlenhydrate weitgehend aus dem Speiseplan zu streichen, werden unsere Emotionen sehr erfinderisch, um dennoch ihre Befriedigung zu bekommen – auch wenn es nur ein einfacher Ersatz ist. Wir haben zwar eine reelle Chance, für drei bis vier Tage, in manchen Fällen auch länger, mittels unseres Verstandes die Kohlenhydrate zu umgehen. Unsere Emotionen werden sich jedoch einen neuen Weg bahnen, um gehört und beachtet zu werden. So ähnlich wie Wasser, das wir zwar eine Zeit lang aufstauen können, aber letzten Endes wird es sich immer ein neues Flussbett suchen. Genauso verhält es sich auch bei unseren Emotionen. Sie bringen in solchen Fällen die Kohlenhydrate durch die Hintertür auf den Speiseplan. Konnten wir uns bislang für Obst und Gemüse nur teilweise oder gar nicht erwärmen, entwickeln wir anscheinend aus dem Nichts ein starkes Interesse dafür. Menschen mit emotionalen Baustellen in dieser Gruppe beginnen dann verstärkt zu besonders zuckerhaltigen Gemüsen und Obstsorten zu greifen.

Dabei geht es weniger darum, die damit einhergehenden Ballaststoffe aufzunehmen, sondern hauptsächlich den in den Nahrungsmitteln enthaltenen Zucker zu isolieren. Die damit aufgenommenen Ballaststoffe werden meist vom Körper ignoriert. Wir haben das Gefühl, uns besonders gesund zu ernähren und sind auch teilweise stolz auf uns, so lange die heißgeliebten Kohlenhydrate und vor allem den Zucker ignoriert zu haben. Wir übersehen dabei aber, dass wir uns gar nicht so anders ernähren. Wir essen die gleichen Kohlenhydrate wie bisher, nur eben anders verpackt. Anstatt zu Kartoffeln, Nudeln und Brot greifen wir jetzt umso beherzter bei besonders kohlenhydrathaltigen, also zuckerhaltigen, Gemüsesorten und Früchten zu.

Beispiele besonders kohlenhydrathaltiger Gemüsesorten:

- Artischocke
- **Aubergine**
- Bittermelone
- **Blumenkohl**
- **Brokkoli**
- Ingwer
- Jamswurzel
- Kartoffel
- Knoblauch
- Kochbanane
- Kürbis
- **Mais**
- **Paprika**
- Pastinake
- Steckrübe
- Wasserbrotwurzel
- **Zucchini**
- Zwiebel

Die fett geschriebenen Gemüsesorten werden erfahrungsgemäß besonders oft als Ersatz für Kartoffeln, Nudeln, Brot und Süßigkeiten herangezogen. Darüber hinaus werden auch gerne Karotten als Zuckerersatz gegessen – roh, gekocht oder gedünstet.

Beispiele besonders zuckerhaltiger Früchte:

- **Ananas**
- **Apfel**
- **Banane**
- **Birne**
- Datteln
- Esskastanien

- **Grapefruit**
- **Kirschen**
- **Pflaumen**
- Sternfrucht (Karambole)
- **Trauben**

Die fett markierten Obstsorten werden bevorzugt als Zucker-ersatz genommen. Zusätzlich essen die Menschen auch gern wasserreiche und tropische Früchte, die sehr viel Fructose enthalten. Dazu zählen insbesondere Aprikosen, Mangos, alle Arten von Melonen, Pfirsiche, Nektarinen und Orangen.

Bei den Samen, Sprossen und Keimen kennen wir deren Vertreter bereits aus den vorherigen Ernährungsgruppen: Sesam, Sonnenblume, Leinsamen, Flohsamen.

Bei den Gewürzen darf es in dieser Ernährungsgruppe süß, aber auch scharf und stark aromatisch sein:

Beispiele für süße Gewürze:

- Dicksaft
- Fructose
- Honig

- Sirup
- Stevia
- Zucker

Beispiele für scharfe Gewürze:

- Cayennepfeffer
- Ingwer
- Kurkuma

- Meerrettich
- Pfeffer
- Wasabi

Beispiele für stark aromatische Gewürze:

- Bockshornklee
- Curry
- Kakao
- Kardamom
- Koriander
- Kreuzkümmel

- Muskat
- Nelken
- Piment
- Vanille
- Verbena
- Zimt

Besonders gern greifen Menschen in dieser Gruppe zu allen Arten von Fruchtsäften, egal ob pur, als Schorle oder untergemischt. Auch Essig findet hier großen Zuspruch. Und ähnlich wie in der Ernährungsgruppe 1 werden auch hier kohlensäurehaltige und alkoholische Getränke stark nachgefragt.

Bei den Mineral- und Vitalstoffen finden sich insbesondere Chrom, Phosphor, Silizium.

Emotionales Befinden

In dieser Ernährungsgruppe dreht sich alles um das Thema Selbstbestimmung, also die Ego-Identität. Kinder im Alter zwischen 1,5 bis 4 Jahren haben sich bereits von der Mutter abgenabelt (Ernährungsgruppe 1) und begonnen, mit der Umwelt in Kontakt zu treten (Ernährungsgruppe 2). Jetzt müssen sie zunehmend ihre Individualbedürfnisse kennenlernen und durchsetzen. Es ist die Zeit der Warum-Fragen. Die Kinder lernen, Nein zu sagen, und beginnen, ihren Standpunkt zu vertreten. Werden ihre Wünsche und Bedürfnisse nicht erfüllt, reagieren sie mit Trotz, Wut und Aggression. In diesen wichtigen, zweieinhalb Jahren werden die Grundlagen gelegt, wie sich das Kind im weiteren Leben zurechtfindet und wie es auf seine eigenen Bedürfnisse und die Reaktionen der Umwelt antwortet.

Probleme in dieser Ernährungsgruppe lassen sich am ehesten mit Scham einerseits und Wut und Aggression andererseits beschreiben. Doch alleine schon die Vorstellung, überdurchschnittlich viel Wut und Aggression in sich zu haben, ist für die meisten meiner Klienten nicht akzeptabel. Und ich kann sie auch verstehen: Von klein auf bekamen wir immer wieder eingetrichtert, dass wir unsere Wut unter Kontrolle haben müssen, Aggression gesellschaftlich unakzeptabel ist und diese Emotionen daher durchweg negativ belegt sind.

Dasselbe gilt auch oftmals für die Scham. Ja, diese Menschen schämen sich für sich selbst. Sie fühlen sich nicht auf Augenhöhe mit anderen und sind nicht mit sich und dem Leben zufrieden. Daher versuchen sie, sich von diesem abzuwenden und ein Lebensmodell zu errichten, das durchaus als Parallelwelt verstanden werden kann. Diese Menschen ziehen sich gerne in ihre eigene Vorstellung von der Welt zurück und wundern sich, wenn sie ständig in Konflikt mit anderen Menschen geraten, die ein anderes, individuelles Bild von der Welt, ein eigenes Modell vom Leben haben. Und dies alles nur, weil sie sich schämen für das, wer und was sie sind. Sie fühlen sich klein, nicht gleichwertig, nicht in der Lage und würdig, den anderen entgegenzutreten. Daher müssen Konstrukte geschaffen werden, die genau das verhindern.

Es ist interessant, dass diese Menschen im Vorgespräch ihrer Sitzung die beschriebene Kurzzusammenfassung für sich nicht haben gelten lassen. Aber nahezu alle haben am Ende ihrer Therapiesitzung von sich aus zugegeben, dass sie wohl eine falsche Sicht von ihrem Leben hatten und diese Aussagen letztlich doch voll zutreffen. Diese Selbstreflexion haben allerdings nicht alle Klienten, da eben manche erfahrungsgemäß lieber nach einer Bestätigung oder Ausreden suchen, warum sie nichts in ihrem Leben ändern müssen. Sie fühlen sich in der Opferrolle oftmals zutiefst wohl und sind nicht bereit, diese so schnell aufzugeben.

In dieser Ernährungsgruppe dreht sich auch alles um Wille und Macht, Kontrolle und Freiheit, Probleme und Kritik, Selbstdefinition und den eigenen Verstand. Alles ist gepaart mit einer deutlich merkbaren inneren Leere.

Personen mit einem großen Appetit auf kohlenhydrathaltige Speisen haben für gewöhnlich einen ausgeprägten Willen. Sie verfahren gerne nach dem Motto: »Gib mir meinen Willen, und ich bin der beste Mensch der Welt. Gibst du mir meinen Willen nicht, wirst du schon merken, dass es das nächste Mal besser wäre, mir meinen Willen gleich zu geben.«

Es kann aber auch genau das Gegenteil auftreten: ein schwach ausgeprägter Wille und wenig Durchsetzungskraft. Ein Leben, das von Mutlosigkeit und Feigheit geprägt ist. Diese Menschen tun sich schwer, ihre Ziele zu erreichen, da ihre geringe Selbstdisziplin, ihre Unzuverlässigkeit, eine schnelle Überforderung und Entscheidungsschwäche sie meistens daran hindern. Diese Menschen suchen nach einem starken Partner und versuchen, es ihm recht zu machen. Sie sind dann oftmals nervös und fahrig und richten ihre Aggressionen vor allem nach innen.

Macht spielt ebenso eine wichtige Rolle in dieser Gruppe. Menschen in dieser Ernährungsgruppe haben zumeist ein klares Bekenntnis zur Macht. Sie muss hier aber nicht immer nur negativ und absolut gesehen werden, auch wenn dies in extremen Fällen durchaus vorkommt. Es sind Menschen, die Macht über andere ausüben, um sich selbst besser zu fühlen. Menschen, die ihre Dominanz ausspielen, aggressiv, gefühlskalt und oftmals gleichgültig ihren Mitmenschen gegenüber auftreten. Hier finden sich auch Menschen, die gerne andere manipulieren und täuschen sowie Intrigen spinnen. Man erkennt sie an ihrer Überheblichkeit und Arroganz. Sie sind häufig gereizt, zornig und bekommen leicht Wutanfälle, wenn es nicht so läuft, wie sie sich das vorstellen.

Aber noch viel öfter trifft man in dieser Gruppe auf Menschen, denen es schwerfällt, immer in der zweiten Reihe zu stehen und darauf zu vertrauen, dass es die anderen gut mit ihnen meinen. Es ist ihnen wichtig, dass ihre Meinung und ihre Sicht der Dinge von den Mitmenschen gehört und idealerweise auch so umgesetzt werden, wie sie es sich selbst vorstellen – privat wie beruflich. Wille und Macht sind also schwer voneinander zu trennen.

»Vertrauen ist gut, Kontrolle ist besser«. Jeder von uns kennt diesen Satz. Fast alle meiner Klienten mit emotionalen Problemen in dieser Ernährungsgruppe fühlen sich sehr vertraut mit dieser Aussage. Ihnen fehlt es grundsätzlich an Vertrauen. Und sie gehen meistens noch einen Schritt weiter: »Bevor ich etwas delegiere, mache ich es lieber selber. So weiß ich, dass alles gut gemacht wird.« Sie üben sehr gerne Kontrolle über andere Menschen aus. Auch über sich selbst. Ihre Sturheit und ihr Kontrollzwang – nach außen wie nach innen – ist augenscheinlich, wenngleich dies oftmals nur von außen als solches wahrgenommen wird. Sie lieben feste Strukturen für den Tag, für die Woche und für das Jahr. Routine ist gut, Rituale noch viel besser. Diesen Menschen fällt es meist schwer, sich auf Neues einzulassen. Unter Umständen bekämpfen sie dieses sogar. Auf jeden Fall fühlen sie sich meistens unwohl beim Gedanken, dass der Tagesablauf und gewohnte Muster nun anders sein sollten. »Ich habe es immer schon so gemacht« ist eine oft gehörte Aussage, damit sie im selben Trott bleiben können. Genauso vehement versuchen sie auch unerwünschte Gefühle zu kontrollieren und zu unterdrücken, wobei nahezu alle Gefühle und Emotionen unerwünscht sind. Sie passen einfach nicht in das Konzept, vor allem lassen sich diese ja nicht wirklich kontrollieren.

Das Bedürfnis nach Kontrolle geht aber nicht immer nur von ihnen selbst aus. Manchmal haben diese Menschen auch das Gefühl, dass zu viel Kontrolle über sie selbst ausgeübt wird. Sie haben nicht den Raum, sich selbst so zu entfalten, so sein zu können, wie sie es für sich brauchen und wünschen würden. Freiheit ist somit ein sehr hohes Gut für diese Menschen. Eigentlich für alle Menschen gleichsam, aber für Menschen in dieser Gruppe ganz besonders. Diese Menschen sind sehr erpicht auf ihren Freiraum und oftmals kompromisslos, wenn sie diesen verteidigen müssen. Selbst wenn sie für einen überschaubaren Zeitraum bereit sind, sich ihre Freiheit einschränken zu lassen, muss am Ende die sprichwörtlich »dicke Karotte« hängen, die sie für die zeitweise Aufgabe ihrer Freiheit entschädigt. Auf jeden Fall ist diese Einschränkung sowohl zeitlich definiert und vor allem vom Ausmaß überschaubar.

Der Drang nach Freiheit kann auch ein Fluchtverhalten sein, um dem eigenen Leben entfliehen zu können. Diese vermeintliche Freiheit dient als Schutzschild vor den Nöten des Lebens, denen sich diese Menschen ausgesetzt fühlen. Diese Freiheit wird aber dadurch unweigerlich zu einem neuen Gefängnis, das als solches aber selten wahrgenommen wird. Die Menschen sperren sich im übertragenen Sinn dadurch selbst von ihrem eigenen Leben aus, weil sie nicht anders damit klarkommen. Sie versuchen, vor ihrem eigenen Leben wegzulaufen, das sie aber unweigerlich immer wieder einholen wird.

Probleme und Kritik sind ein schwieriges Thema für Personen in dieser Ernährungsgruppe. Jegliche Art von Kritik, mag sie noch so neutral und allgemein formuliert sein, – diese Menschen nehmen sie schnell sehr persönlich. Auch Probleme lassen sie nicht unberührt. »Ich habe selbst schon genügend Probleme. Sollen sich doch andere darum kümmern.« Es fehlt oftmals die Bereitschaft, sich mit Problemen allgemein auseinanderzusetzen, diese anzupacken, offen zu sein für andere Ideen. Die wahre Problematik rund um »Probleme« fängt aber erst an, wenn dieses Problem sehr konkret wird, nicht mehr zu ignorieren und wegzudiskutieren ist. Es tritt dann genau die Situation ein, die man eigentlich unbedingt vermeiden wollte. Jetzt können diese Personen nicht mehr wegschauen. Sie geraten in einen Konflikt mit sich selbst, den sie nicht lösen können: Eigentlich wollen sie nichts mit diesem Problem zu tun haben, andererseits können sie es nicht so lassen, wie es gerade ist. Sie versuchen es zu bekämpfen, davor zu fliehen, es zu ignorieren. Nichts hilft wirklich. Um nun aus diesem Zielkonflikt herauszukommen, entscheiden sich diese Menschen dann meistens dafür, dieses Problem einfach zu schlucken. Es geht darum, dieses Problem zu beseitigen, wenn es sich schon nicht vermeiden ließ. Wenn es dadurch auch gelöst wird, ist es gut und eine ideale Situation.

Diese Menschen sind in solchen Augenblicken einfach unehrlich zu sich selbst. Sie suchen die Schuld bei anderen und verhalten sich dann wie ein Kleinkind. Mit Problemen und Kritik können sie nicht wirklich umgehen. Selbstbewusstsein, Selbstsicherheit, Selbstvertrauen, Selbstwertgefühl, Selbstliebe, Selbstannahme und dergleichen sind meistens nicht besonders stark ausgeprägt. Sie sind eher von Minderwertigkeitsgefühlen geplagt. Das sind alles Zeichen einer nicht gerade starken Persönlichkeit, die ihr Leben bewusst und verantwortungsvoll gestaltet. Es fehlt ihnen manchmal an Sensibilität, an Humor und Wärme. Sie haben dadurch Schwierigkeiten im Umgang mit anderen, aber auch mit sich selbst.

Viele Menschen in dieser Ernährungsgruppe haben das Gefühl von Unzulänglichkeit und sind stets auf der Suche nach Bestätigung. Sie streben nach monetärem Reichtum, um es sich und der Welt zu beweisen, um sich Anerkennung zu erkaufen. Sie haben Angst vor dem Alleinsein und sorgen sich gerne darum, was andere denken – insbesondere über sie. Sie neigen dazu, in Selbstmitleid zu zerfließen und in ihrer Opfermentalität aufzugehen oder aber ihr Selbstwertgefühl durch Wut und Aggression zu kompensieren.

Menschen mit ausgeprägtem Appetit für zucker- und stärkehaltige Lebensmittel haben manchmal das Gefühl, dem Leben nicht gewachsen zu sein. Versagensängste und Sorgen sind regelmäßige Begleiter im Alltag. Um dies sich selbst gegenüber nicht zugeben zu müssen, vor allem nicht das Gesicht vor den Mitmenschen zu verlieren, versuchen sie stark zu erscheinen. Mit übertriebenem Ehrgeiz, Leistungsdenken, enormen Aktivitäten und Perfektionismus überspielen sie ihre tiefgehende Ängstlichkeit, innere Unruhe und Unzufriedenheit. Dieses Verhalten durchzieht viele Bereiche ihres Lebens. So finden sich auch besonders viele Workaholics in dieser Gruppe.

Um diese Schwäche unter Kontrolle zu halten, fangen diese Menschen stets damit an, alles mit ihrem Verstand zu lösen. Sie prägen unter Umständen auch einen starken Egoismus aus, der ihnen hilft, sich gegen die Widrigkeiten des Lebens zu stemmen. Solange sie alles analysieren, kontrollieren, beurteilen und bewerten können, fühlen sie sich sicher. Dinge aber einfach einmal geschehen zu lassen, zu akzeptieren und zu respektieren und mit Gelassenheit an das Leben heranzutreten, fällt ihnen meistens besonders schwer.

Insbesondere mit Emotionen stehen diese Menschen auf Kriegsfuß. Wir können ja nie vorhersehen, welche Emotionen hochkommen werden, wie stark sie werden und welche Auswirkung sie haben. Lieber werden Emotionen allgemein weggesperrt, verdrängt, ignoriert und verleugnet. Hauptsache, wir können weiterhin in unserer selbst geschaffenen Gedankenwelt leben. Selbst wenn diese immer weniger mit der eigentlichen, äußeren Realität zu tun hat. Da ist es deutlich besser, einfach alles zu kontrollieren und mit dem Verstand zu regeln.

Dies führt unweigerlich dazu, dass sich die eigenen Emotionen aufstauen und der innere Druck zeitweise unerträglich wird. Durch den pausenlosen Kampf mit sich selbst und dem Leben an sich werden sie dünnhäutiger, hypersensibel. Aufgrund dieser manchmal großen inneren Spannung und des gleichzeitigen Gefühls, immer stark sein zu müssen, fressen sie vieles in sich hinein, um dieses Gefühl von Unsicherheit und unerfüllter Sehnsucht zu unterdrücken. Sie begeben sich dadurch in eine Spirale, fühlen sich immer schlechter, weil der emotionale Druck weiter steigt, den sie mittels ihres ausgeprägten Verstands zu deckeln versuchen. Freude, Heiterkeit, Lebenskraft und Vitalität gehen dabei weitgehend verloren. So ist es nicht verwunderlich, dass sich diese Menschen leicht überfordert fühlen und zu unkontrollierten, starken Gefühlsausbrüchen neigen – meistens in Richtung Wut. Es wird ihnen einfach immer wieder zu viel. Gerne projizieren sie diese Wut und die damit einhergehende Aggression nach außen, sodass es regelmäßig zu zwischenmenschlichen Spannungen kommt. Entweder ziehen sich diese Menschen als selbst wahrgenommene Opfer zurück und werden zunehmend apathisch, niedergeschlagen, energielos und passiv, oder sie können sich noch weniger beherrschen. Sie treten in eine noch schneller drehende Spirale aus Wut und Aggression, Kritik, Beschuldigen und Verurteilen ein. Bitterkeit, Neid und Eifersucht sind hier ständige Begleiter.

Körperliche Zuordnung

Die hauptsächlich betroffenen Körperregionen sind der Oberbauch und sämtliche Gelenke – mit Ausnahme der Hüfte, die wir in den vorigen Gruppen bereits erwähnt und besprochen hatten. Grippale Infekte, eine allgemeine Abgeschlagenheit und Allergien weisen auf ein geschwächtes Immunsystem hin.

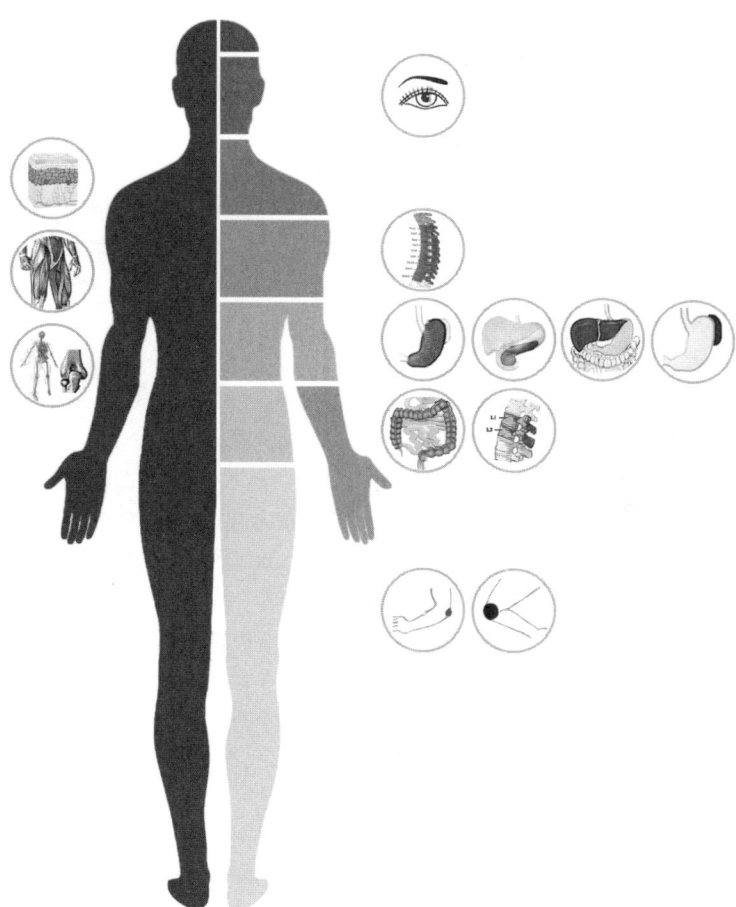

Zuordnung der wichtigsten Organe und Körperbereiche
Ernährungsgruppe 3

Die Schwachstelle Nummer 1 in dieser Gruppe ist das Verdauungssystem. Insbesondere der Magen, die Bauchspeicheldrüse, die Leber, die Gallenblase, der Dickdarm und der Blinddarm reagieren sehr sensibel auf emotionale Probleme. Je mehr die Emotionen zurückgedrängt und der Verstand eingesetzt wird, desto eher ist mit schwerwiegenden Problemen in dieser Körperregion zu rechnen. Magenverstimmung, Magenkrämpfe, Magengeschwür, Sodbrennen oder Übelkeit sind klassische Signale, dass zu viel Wut und Ärger im System sind. Es ist die schon seit Längerem aufgestaute negative Energie, die nicht abfließen kann. Es wird also Zeit loszulassen, sich von gewissen Gedanken und Verhalten zu befreien. Wenn der Dickdarm rebelliert, sagt er uns oftmals, dass die Bereitschaft loszulassen nicht ausreichend vorhanden ist. Folgen sind zum Beispiel Verdauungsstörungen, Verstopfung, Durchfall, Zwölffingerdarmprobleme, Blinddarmentzündung, Hefepilze, Zöliakie oder Morbus Crohn. Die Leber reagiert ebenfalls besonders auf Wut, aber auch auf Groll. Lebererkrankungen wie Hepatitis, Gelbsucht oder Gallensteine sind Beispiele, die in diesem Zusammenhang auftreten. Allgemein lassen sich oftmals auch die Ursachen von Essstörungen, Übergewicht, Magersucht und Bulimie in dieser Gruppe finden.

Es gibt keine Funktion im menschlichen Körper, die aufrechterhalten wird, wenn sie nicht mehr gebraucht wird. Unser Körper ist nicht verschwenderisch, sondern arbeitet sehr effektiv und effizient. Alles, was keinen Sinn mehr erfüllt, keine Funktion mehr hat, wird reduziert, eingestellt oder gar abgebaut. Dies wird zum Beispiel bei den Wechseljahren der Frau deutlich, wo klar zu erkennen ist, dass die Zeit der Reproduktion vorbei ist. Aus biologischen Gründen wird die Fähigkeit zu gebären eingestellt. Ein Abbau findet sich auch bei der Thymusdrüse. Sie wird in der Kindheit gebraucht, um Kindern die notwendige Extra-Energie zum Wachsen und Lernen zu geben. Ab der Pubertät wird sie nicht mehr benötigt und aufgelöst. Auch die Bauchspeicheldrüse reduziert die Produktion der lebenswichtigen Hormone Insulin und Glukagon, die eine wesentliche Rolle bei der Bereitstellung von Energie durch Aufspaltung der Nahrung spielen, wenn wir die Energie der Emotionen nicht in unser Leben lassen.

Die Schilddrüse ist zwar formal der Ernährungsgruppe 5 zugeordnet, steht aber in engem Zusammenhang mit der Ernährungsgruppe 3. Ebenso wie die Bauchspeicheldrüse reduziert auch die Schilddrüse ihre Hormonproduktion, wenn die damit einhergehende Energie von der Person nicht angenommen wird. Dies hat einen mittelbaren Effekt auf die der Ernährungsgruppe 3 zugeordneten Organe, insbesondere auf das Verdauungssystem. Die Schilddrüsenhormone spielen eine wichtige Rolle für den Energiestoffwechsel und das allgemeine Wohlbefinden, da durch sie der Energieverbrauch und der Grundumsatz des Organismus erhöht werden. Sollten Sie unter einer Schilddrüsenunterfunktion leiden, wissen Sie, wovon wir hier sprechen: Der Stoffwechsel des Körpers verlangsamt sich, es kommt zu einer Gewichtszunahme, man friert schneller und fühlt sich abgeschlagen. Auch depressive Verstimmungen und chronische Verstopfung sind eine der Folgen einer hormonellen Unterversorgung durch die Schilddrüse. Wie bereits ausgeführt, sind unsere Emotionen eine der Hauptenergielieferanten in unserem Leben. Diese beiden »Energiesysteme« Emotionen und Schilddrüse stehen daher in direkter Verbindung. Wenn weniger Energie nachgefragt und umgesetzt wird von einer Person, d. h. die Person sehr kopflastig durch das Leben geht, wird über kurz oder lang auch die Schilddrüse Konsequenzen ziehen und ihre Hormonproduktion einstellen. Die Schilddrüse ist eines der ersten Organe, das einen Hilfeschrei mittels reduzierter Hormonbereitstellung absendet, um auf die ignorierten emotionalen Bedürfnisse in der Ernährungsgruppe 3 hinzuweisen. Man könnte eine Schilddrüsenunterfunktion somit als Frühindikator sehen, der nicht ignoriert werden sollte. Der Körper hat nämlich noch stärkere Waffen in seinem Arsenal, um mittels Krankheiten auf das emotionale Problem aufmerksam zu machen.

Auch in dieser Ernährungsgruppe lässt sich an der Körperform schnell erkennen, dass es emotionale Probleme gibt. Nicht weil wir falsch essen, sondern weil die genannten Emotionen auf bestimmte Nahrungsmittel zurückgreifen, um auf sich aufmerksam zu machen. Wenn Menschen bevorzugt bei kohlenhydrathaltigen Lebensmitteln zugreifen, bildet sich speziell ein Oberbauch, die klassische Apfelform, wie sie oft bei Männern auftritt. Dies hat weniger mit der hormonellen Ausstattung der Männer an sich zu tun als vielmehr mit der biologisch-genetischen Affinität zur linken Gehirnhälfte, die, vereinfacht dargestellt, hauptsächlich für das logisch-rationale Denken verantwortlich ist. Durch die Bevorzugung des Verstandes gegenüber den Emotionen wird dieses Ungleichgewicht, das sich insbesondere in der dritten Ernährungsgruppe äußert, ausgebildet.

Im fortgeschrittenen Stadium ist der gesamte Körper betroffen, d. h. die Person an sich wirkt insgesamt entweder zumeist übergewichtig, in selteneren Fällen bulimisch. Bei Ersterem ist nicht nur der Bauch deutlich betont, sondern auch die Beine, das Gesäß, die Hüften, die Brust, die Arme, der Nacken und das Gesicht. Während der Oberbauch eher auf eingesperrte Wut und Aggression, auf ein starkes Kontroll- und Machtverhalten sowie auf einen ausgeprägten Verstand hinweist, verdeutlicht das eingelagerte Fett am gesamten Körper, dass diese Person sich unsicher und wenig geborgen fühlt, ihre Emotionen allgemein wegsperrt und ihr Leben stark kontrolliert. Der innere Druck ist offenbar schon so groß, dass der Körper an allen Ecken und Enden versucht, die Kontrolle über diese Emotionen zu wahren und einen »Sarkophag« um diese Emotionen baut. Im Fall von Bulimie spielt Kontrolle eine dominante Rolle. Entweder üben diese Personen einen überaus großen Zwang über sich selbst aus oder sie verspüren eine massive, anhaltende Einschränkung ihrer Freiheit aufgrund einer wahrgenommenen Machtposition durch eine andere Person. Dies geht oft einher mit einem auto-aggressiven Verhalten, Minderwertigkeitsgefühlen oder einer weitgehenden Unzufriedenheit mit der eigenen Person. Stets ist eine überdurchschnittliche Wut auf sich selbst erkennbar. Die Opfermentalität ist dabei überproportional ausgeprägt.

Besonders das Skelettsystem reagiert schnell auf emotionale Baustellen in diesem Bereich. Schmerzen im mittleren Rücken-bereich, insbesondere in der Lendenwirbelsäule (L1–L2) und bei den Brustwirbeln (Th4–TH12) treten gehäuft auf. Bei den Gelenken melden sich oftmals zuerst die Knie, gefolgt vom Nacken und den anderen Gelenken.

Die Knie ermöglichen uns zu stehen, zu verweilen, aber auch uns zu bewegen, unter Umständen sogar sehr schnell. Probleme in den Knien weisen somit immer darauf hin, dass wir einmal Ruhe geben, uns Zeit für uns nehmen, uns einfach mal eine Auszeit gönnen und aufhören sollten, alles zu kontrollieren. Oder aber dass wir endlich anfangen sollten, uns zu bewegen. Nicht nur körperlich, sondern vor allem emotional. Wir sollten uns verändern, unser Leben in gewissen Teilbereichen neu aus-richten, uns endlich frei schwimmen.

Auch der Nacken spricht eine ähnliche Sprache. Selbst wenn der Nacken primär der Ernährungsgruppe 5 zugeordnet ist, so weisen Nackenprobleme auch auf eine stärkere Schieflage in der Ernährungsgruppe 3 hin. Die Funktion des Nackens ist, den

Kopf nicht nur zu halten, sondern vor allem zu bewegen. Unsere Augen sind im Schädel fixiert, wir können also unseren Blick nur dorthin richten, wohin sich der Kopf dreht. Wenn die Beweglichkeit des Nackens eingeschränkt ist, bekommen wir meistens die Botschaft, dass wir innerlich verkrampfen. Wir sind nicht bereit, unseren Blickwinkel auf bestimmte Situationen, unter Umständen sogar auf unser Leben zu verändern. Warum sollte uns der Körper diese Beweglichkeit geben, wenn wir sie ohnedies nicht nutzen, sondern in unserer inneren Starre verharren? Auch Arthritis und Rheuma gehören zu dieser Gruppe. Hier lässt sich mit der gleichen Logik argumentieren, die wir bei den Gelenken eben verwendet haben. Die Beweglichkeit ist eingeschränkt, sie tut uns unter Umständen sogar weh. Wie groß müssen unsere emotionalen Schmerzen sein, wenn wir nicht bereit sind, auf deren Bedürfnisse zu hören? Wie lange haben wir unsere Bedürfnisse ignoriert? Wir sind emotional eingerostet und verkalkt, haben uns selbst die Beweglichkeit genommen, die uns Leichtigkeit im Leben erlaubt hätte.

Unser Muskelapparat reagiert ebenfalls sehr sensibel auf die eben erwähnten emotionalen Themen. Wenn es hier zu Erkrankungen kommt, sollten wir unsere innere Bereitschaft zu Veränderungen hinterfragen. Denn erst die Muskeln erlauben uns, diejenigen körperlichen Schritte zu setzen, die den Unterschied in unserem Leben ausmachen. Wenn wir diese Fähigkeit aber nicht mehr in Anspruch nehmen, uns innerlich zur Ruhe gesetzt haben, anstatt immer wieder neu auf die Herausforderungen des Lebens zu reagieren, wird der Körper uns die Fähigkeit dafür zumindest einschränken.

Genau das Gleiche gilt auch für unser Nervensystem. Einige der Erkrankungen des vegetativen Nervensystems gehen auf das Konto dieser Ernährungsgruppe. Selbiges gilt für den Solarplexus und den Vagusnerv.

Und selbst die diesem Bereich zugeordneten Sinnesorgane, die Augen, folgen dem gleichen Beispiel. Insbesondere Kurzsichtigkeit und Gerstenkörner weisen auf Probleme mit unserer inneren Haltung hin. Warum sollten uns die Augen die Möglichkeit einräumen, auch in der Weite scharf zu sehen, wenn wir gar nicht bereit sind, uns mit der Zukunft auseinanderzusetzen, diese überhaupt auf uns zukommen zu lassen? Diese Menschen versuchen, alles zu kontrollieren, anstatt das zu genießen, was mit ihnen passiert, ihnen widerfährt. Sie versuchen, alles mit dem Verstand zu greifen. Aber weder Schönheit noch Liebe noch irgendwelche anderen Emotionen und Gefühle lassen sich rational fassen. Wir mögen eine Erklärung haben, warum wir fühlen, wie wir fühlen. Wir sind aber nicht in der Lage, unsere Emotionen zu fassen, sie zu kontrollieren. Augenprobleme weisen also ganz besonders darauf hin, wie unflexibel wir geworden sind, wie wenig Bereitschaft wir mittlerweile aufbringen, uns mit uns selbst auseinanderzusetzen.

Auch die Milz als Teil des Lymphsystems und somit zuständig für die Reinigung spricht im Krankheitsfall laut und deutlich aus, was wir in dieser Gruppe immer und immer wieder hören: »Hör auf, dir das Leben schwer zu machen, indem du Dinge in Bahnen lenken möchtest. Schwimme mit dem Leben mit, genieße es, lebe es in vollen Zügen«. Milzerkrankungen sind somit immer ein Zeichen von Schwermut. Wenn wir zu viel negative Energie in unserem System haben, wir zu wenig Freude, Heiterkeit und Leichtigkeit in unser Leben lassen, wird auch die Milz zunehmend überfordert sein, all das zu entfernen, was eigentlich nichts in unserem Leben zu suchen hat.

Die Haut wird im Volksmund als Spiegel unserer Psyche gesehen. Die Haut zeigt deutlich, wie es innen im Körper aussieht. Wenn die Leber nicht mehr in der Lage ist zu entgiften, wenn der Magen übersäuert, der Darm sich von den Verdauungsresten nicht mehr ausreichend befreien kann, negative Glaubenssätze und Emotionen uns innerlich vergiften, wird die Haut, und in dieser Gruppe besonders das Bindegewebe, uns dies wissen lassen. Die Haut spiegelt somit tatsächlich das, was den Augen zu sehen verwehrt ist, da die inneren Organe sich unseren Blicken entziehen.

Vor allem negative Energien wie Wut und Aggression machen uns immer wieder zu schaffen. Der Dalai Lama sagte einmal, dass Wut wie heiße Kohlen sind. Sie verbrennen den, der sie woanders hintragen möchte. Und genau das passiert in unserem Körper. Die stärksten Energien in unserem Leben sind unsere Emotionen. Wenn wir so zerstörerische Energien wie Wut nicht gehen lassen, sondern weiter in uns kultivieren, werden wir krank. Je weniger der emotionale Ausgleich, desto schwerer die Krankheit. Krebs und Tumore sind einige der letzten Register, die unser System zieht, um auf die verheerende, emotionale Schieflage aufmerksam zu machen. Alle Krebsarten haben immer etwas mit unaufgearbeiteter Wut und Groll zu tun.

Die dieser Körperregion zugeordneten Hormondrüsen können ebenfalls ein sehr guter Indikator für emotionale Probleme sein. Nebennierenbeschwerden sind nur eine der Möglichkeiten, wie unsere Drüsen auf ein Leben reagieren, das vom Verstand dominiert ist.

Wundert es Sie, wenn Depression, Ängste, Paranoia oder eine Übersäuerung als Konsequenzen für ein Leben fern unserer Emotionen genannt werden? Depression bedeutet, wir haben uns von uns selbst entfernt, von dem, was uns eigentlich ausmacht. Ängste lassen sich nicht rational greifen. Das Wort »Übersäuerung« weist darauf hin, dass wir innerlich sauer sind. Wir sind wütend, zornig, nicht bereit, diese negative Energie gehen zu lassen, sondern tragen sie weiter mit uns herum.

Neben der Ernährungsgruppe 1 sind die Ursachen für Alkoholismus auch oft hier zu finden. Alkoholikern wird nachgesagt, dass sie versuchen, einen Ausgleich in ihrem Leben mittels Alkohol zu finden, Sorgen wegspülen, sich etwas schön trinken möchten. So auch Menschen, die sich ihrer Emotionen berauben, dem, was uns Energie und Lebensfreude gibt. Sie suchen Ersatz in etwas, was sie in eine andere Welt eintauchen lässt.

Bei Kopfschmerzen sollten Sie insbesondere darauf achten, ob die Fontanelle oder die hintere obere Schädeldecke besonders betroffen ist. Falls ja, sollten Sie sich mit diesem Kapitel noch einmal besonders auseinandersetzen.

Zusammenfassung

Dies ist die letzte Ernährungsgruppe, in der die Menschen auf ihre Vergangenheit ausgerichtet sind. Unsere Identität, das Ergebnis der Suche nach den eigenen Bedürfnissen, dem, was uns guttut, und dem, was wir nicht möchten, ist somit nichts anderes als das, was wir zwischen 1,5 bis 4 Jahren als Glaubenssätze abgespeichert haben. In diesem frühen Lebensabschnitt wird die Grundlage gelegt, wie der Verstand fortan mit den Emotionen zusammenarbeitet. Je mehr wir in diesem Lebensabschnitt bloßgestellt und mit stark autoritärem Verhalten konfrontiert wurden, das uns nicht die notwendige Möglichkeit gegeben hat, uns selbst zu finden und zu entfalten; je mehr wir körperlicher Gewalt ausgesetzt waren, desto schwieriger wird es für uns in späteren Lebensjahren, unseren Emotionen zu vertrauen und den Überlebensmodus des Verstandes, das Funktionieren, abzuschütteln. Ebenso ist eine dem Alter unangemessene Verantwortung nicht unbedingt förderlich für die Entwicklung eines selbstbewussten Menschen. Hier werden also die Ursachen für viele Probleme in dieser Ernährungsgruppe gelegt.

Je mehr wir auf den Verstand orientiert sind, je weniger Emotionen wir in unserem Leben zulassen, desto weniger nehmen wir am Leben teil. In extremen Fällen spüren wir uns gar nicht mehr. Wir sind dann unter Umständen bereit, alles zu akzeptieren, was uns noch das Gefühl gibt, am Leben zu sein. Egal ob Freude oder Schmerzen. Dies ist auch einer der Gründe, warum manche Menschen extremen Sportarten oder Freizeitaktivitäten nachgehen. Bungee-Jumping, Fallschirmspringen, Marathonläufe, Triathlon sind nur einige Beispiele. Sich einfach nur einmal zu spüren, sich überhaupt noch wahrzunehmen, kann eine große Triebfeder sein.

Alles, was uns hilft, wieder in unsere Mitte zu kommen und dem Verstand den Platz zuzuweisen, der ihm eigentlich zusteht, ist erlaubt. Aber wollen wir das überhaupt? Ist unser selbstgewähltes Gefängnis, unsere »Komfortzone«, nicht genau das, was wir uns immer schon erträumt haben, wofür wir so hart gearbeitet haben?

Meine Kinder wachsen jeden Tag mit einer Weisheit auf, die wir übergroß an einer Wand in unserem Wohnzimmer kleben haben: »Das Leben beginnt am Ende deiner Komfortzone«. Sie sollen den Wert ihres Lebens erkennen und all das ganz bewusst mitnehmen, was ihnen auf ihrem ganz individuellen Weg begegnet. Damit sie sich nicht mit dem zufriedengeben, was andere für richtig halten, sondern dem folgen, was ihr Herz ihnen sagt.

Praxisbeispiel – Ingo

Ingo ist Anfang 60 und leidet schon seit vielen Jahren, wenn nicht gar Jahrzehnten, unter Darmproblemen. Seine Gallenblase musste operativ entfernt werden. Einen weiteren chirurgischen Eingriff im Bauchraum möchte er auf jeden Fall verhindern. Seit einiger

Zeit klagt er auch über eine in unregelmäßigen Abständen wiederkehrende Müdigkeit. Seine finanziellen Ängste, die seine berufliche Selbstständigkeit von Anfang an begleiten, machen ihm sehr zu schaffen. Auch in seiner neuen Partnerschaft ist nicht alles eitel Sonnenschein, obwohl er sich das erste Mal wirklich geliebt fühlt. Er ist einfach ein Mensch, der gerne kontrolliert – sich selbst und auch andere.

Ingo leidet unter Milchunverträglichkeit. Dennoch kann er nicht wirklich die Finger von Milchprodukten lassen. Egal ob Milch, Joghurt, Käse oder Butter, sie schmecken ihm einfach zu gut. Generell scheint er ein Faible für proteinreiche Ernährung zu haben. Pilze und Fleisch in jeglicher Form, Fisch und Meeresfrüchte stehen fest auf der Speisekarte. Noch größer ist aber sein Appetit auf stärke- und zuckerhaltige Speisen, die zumeist die Basis für seine Ernährung früh, mittags, abends und auch zwischendurch bilden. Egal ob Brot, Marmelade, Müsli-Fertigmischungen, Wraps, Nudeln, Reis oder Speisen aus Kartoffelteig wie zum Beispiel Maultaschen, Ingo tut sich schwer, die Finger von Kohlenhydraten zu lassen. Selbst beim Obst greift er zielgerichtet zu denjenigen Sorten, die einen hohen Fructoseanteil aufweisen: Ananas, Mango, Birne, Banane und Feigen. Ab und zu dürfen es auch Mandarinen und Pfirsiche sein. Gemüse spielt eine nicht ganz so wichtige Rolle, aber auch hier liegt der Fokus nicht so sehr auf dem Ballaststoffanteil: Karotte, Kartoffel, Kohlgemüse und Brokkoli, aber auch Lauchgemüse. Als Snack zwischendurch bieten sich insbesondere Schokoriegel, Kekse und süße Stückchen an, die von stark gesüßtem Kaffee begleitet werden. Auch Walnüsse finden sich im Vorratsschrank. Früchtetees und Wein gehören fest zu seinem Alltag.

Ingo vermisst nach eigenen Angaben vielfach seine Emotionen. Er bezeichnet sich selbst als sehr kopfgesteuert. Er tut sich schwer, Dinge einfach einmal laufen zu lassen. Dies würde bei ihm ein starkes Unbehagen auslösen.

Er neigt dazu, Probleme einfach runterzuschlucken, was ihn zunehmend verbittern lässt. Sein Magen hat deshalb bereits zu rebellieren begonnen. Auf keinen Fall darf es gesundheitlich ernster werden. Wie ein harter Klumpen fühlt sich die aufgestaute Wut in ihm an. Irgendetwas hat er offenbar seit Jahren nicht verdaut: Vielleicht, dass er als Kind im Streit seiner Eltern stets als Druckmittel bezüglich Geld und Macht verwendet wurde. Dieses Gefühl, alleine gelassen zu sein, sich unsicher und nicht wahrgenommen zu fühlen, hat Spuren hinterlassen. Sein Selbstbewusstsein leidet sehr darunter. Ingo weiß bis heute nicht, wo er hingehört, weshalb er auch nicht weiß, wohin er seine Wut und Angst richten soll.

Ingo ist ein Bilderbuchbeispiel für eine Person mit Problemen in dieser Ernährungsgruppe. Die Ernährung ist besonders stärke- und zuckerhaltig mit einem deutlichen Anteil an Proteinen. Sehr oft findet man diese Kombination bei Leuten, die sehr kopfgesteuert sind. Der deutliche Überhang an Kohlenhydraten weist darauf hin, dass wir es hier weniger mit Angst und ihren Auswirkungen zu tun haben, sondern vor allem mit sehr viel Wut und einem vergleichsweise geringen Selbstwert. Ingo weist sich selbst keine Priorität im Leben zu. Er funktioniert nur. Alles ist wichtiger als er selbst und seine eigenen Bedürfnisse. Er ist es sich selbst offenbar nicht wert, sich etwas Gutes zu tun.

Ingo ist innerlich verbittert. Diese Bitterkeit ist letztlich auch die Ursache für seine Darmprobleme. Anscheinend gibt es noch sehr viel Unverdautes im Leben von Ingo, das er stets runterschluckt, anstatt klar Position für sich selbst zu beziehen. Er schreit nicht raus, was ihn bewegt. All diese Wut und die daraus resultierende Angst, dass es ja noch schlimmer kommen könnte, bleiben letztlich in ihm und lassen ihn jeden Tag mehr verbittern. Ingo ist innerlich total angespannt und verspannt. Diese innerliche Bitterkeit schreit nach Süßem, um das Leben überhaupt erträglich zu machen. Ingo befindet sich also in einem ewigen Kreislauf, der seine Darmprob- .

leme noch weiter befeuert. Der Magen versucht dabei sein Bestes, um Schlimmeres vom Rest des Körpers abzuwenden.

Es wird Zeit, dass Ingo beginnt, über seine Gefühle zu reden und lernt, sich durchzusetzen, anstatt sich vor der Verantwortung für sein eigenes Leben weiterhin zu drücken. Er braucht mehr geistige und emotionale Bewegung, damit sich sein Organismus, insbesondere seine Verdauungsorgane wieder beruhigen können. Das Allerwichtigste ist aber Liebe. Ingo muss lernen, dass man ihn auch liebt, wenn er den Mund aufmacht, auf sich aufmerksam macht, wenn er seine wahren Gefühle zeigt Er muss endlich beginnen, über seine Emotionen zu reden und diese auch selbst spüren, indem er ihnen Zeit widmet, nicht ständig vor sich selbst wegläuft und sich in die Arbeit flüchtet. Ingo soll seine Missstimmungen nicht nur oberflächlich verändern, damit wieder Ruhe einkehrt. Er muss diesen auch nachgehen und sich selbst zuhören, muss begreifen, was ihn eigentlich bewegt. Offen mit sich selbst umgehen, anstatt alles mit Kaffee und Schokolade zu betäuben.

Ernährungsgruppe 4: Mit Liebe ins Beet

Ernährungsgewohnheiten

Ab dieser Ernährungsgruppe beginnen die Menschen sich von der stofflichen Ernährung Schritt für Schritt zurückzuziehen.

Die Nahrung ist ab der Ernährungsgruppe 4 das Fundament, auf dem die Beziehung zum Leben allgemein eine größere Rolle einnimmt. Je mehr sich die Menschen auf das Leben einlassen, je mehr sie mit sich selbst eins werden und ihre eigene Mitte finden, desto leichter beginnt die Nahrung zu werden. Die Schwere der Makronährstoffe der vorigen Ernährungsgruppen wie Proteine, Fette und Öle sowie Kohlenhydrate bleibt weiterhin bestehen. Die zugeführte Menge nimmt aber zusehends ab und pendelt sich immer mehr auf ein Niveau ein, das dem physischen, individuellen Bedarf entspricht. Der körperliche Aspekt ist zwar nach wie vor sehr wichtig, die Beziehung zur Nahrung, zum Leben und vor allem zum »Was fühle ich?« wird aber immer entscheidender. So spielt hier der Faktor »Liebe«, die Einstellung zu »Binden und Loslassen« eine wichtige, vielleicht sogar die zentrale Rolle.

Im Idealfall beginnen die Menschen eine zunehmende Lust auf wasserunlösliche Ballaststoffe auf Cellulose-Basis zu entwickeln. Das sind besonders alle Arten von Gemüse und Blattsalaten. Die Ernährung ist nicht mehr so deftig und schwer wie in den vorherigen Gruppen, sondern stellt sich um auf leichter verdauliche, zusehends pflanzliche Fasern. Diese Menschen besinnen sich zunehmend auf vegetarische Kost, unter Umständen ernähren sie sich sogar vegan. Dies bedeutet jedoch nicht, dass man hier zwingend Rohkost-Fanatiker findet. Auch sie haben in dieser Gruppe ihren Platz, sind jedoch prozentual nur gering vertreten. Der Faktor »Bio« bekommt hier einen sehr bedeutenden Stellenwert.

Insbesondere blättriges Gemüse ist in dieser Gruppe anzutreffen. Die Blätter einer Pflanze sammeln nicht nur das Sonnenlicht mittels Photosynthese, sondern sie nehmen auch Kohlendioxid aus der Atmosphäre auf und wandeln dieses unter Einwirkung von Licht und Wasser in Kohlenhydrate wie Glucose – also in Zucker – um. Gleichzeitig wird Sauerstoff aus der Aufspaltung von Wasser freigesetzt. Diese selbst produzierte Energie wird von den Pflanzen zum Wachstum genutzt. Licht, insbesondere Sonnenlicht, ist nicht nur für nahezu alle Organismen überlebensnotwendig. Es beeinflusst massiv unser emotionales Befinden. Denken Sie an Sonne, Strand und Meer.

Wie gut geht es uns, wenn das Wetter schön ist, wir in der Sonne sitzen können. Und wie schnell verändert sich unsere Stimmung, wenn wir tagelang keine Sonne zu Gesicht bekommen. Wenn also eine Emotion Sonnenlicht am ehesten beschreiben kann, dann Liebe (Ernährungsgruppe 4). Die Blätter von Pflanzen speichern somit diese unverzichtbare Energie, die uns durch Aufnahme mittels Essen emotional zugutekommt. Zusammen mit den durch die Nahrung aufgenommenen Kohlenhydraten (Ernährungsgruppe 3) bekommen wir Menschen all die Energie, die wir zum Leben brauchen.

Liebe und alle anderen Emotionen werden dadurch zu einem essenziellen Bestandteil unseres Lebens. Und genau das ist der Grund, warum manche Menschen einen kulinarischen Schwerpunkt auf diese Ernährungsgruppe legen.

Ausgewählte Gemüsearten sind bereits bei den Ernährungsgruppen 1 und 3 zu finden. Waren es anfänglich noch eher Arten von Wurzelgemüse, entwickelte sich der Bedarf in Gruppe 3 zu zucker- und stärkehaltigen Gemüsearten. Jetzt sind wir bei einer größeren Vielfalt an Gemüsen angekommen. Dazu zählen alle Arten von Blattgemüse wie Mangold, Petersilie, Rhabarber, Spargel und Spinat, Kohlgemüse und andere blättrige Gemüsesorten.

Kohlgemüse:

- Blattkohl
- Blumenkohl
- Brokkoli
- Chinakohl
- Grünkohl
- Pak Choi
- Romanesco
- Rosenkohl
- Rotkohl
- Wirsing

Andere blättrige Gemüsesorten:

- Artischocke
- Daikon
- Frühlingszwiebel
- Gurke

- Lauch
- Meerrettich
- Sellerie
- Wasabi

Je mehr Liebe wir in unserem Leben haben, je mehr wir in der Lage sind loszulassen, den anderen akzeptieren wie er ist, je mehr wir in Harmonie mit uns selbst und unserer Umwelt leben und somit eins mit uns selbst sind, desto eher greifen wir auf grünes Gemüse zu.

Wenn Menschen gerne Blattsalate essen und das nicht vordergründig wegen der Figur, der höheren Außentemperatur oder notwendigen Gesundheitsüberlegungen tun, sondern ausschließlich weil es ihnen schmeckt und sie Lust darauf haben, steckt erfahrungsgemäß meistens mehr dahinter. Wann immer mir Klienten in meiner Praxis erzählen, dass sie gerne Blattsalate essen, werde ich stets hellhörig. In solchen Fällen haben wir es oftmals mit Personen mit ausgeprägten, emotionalen Problemen zu tun.

Blattsalate (Beispiele):

- Borretsch
- Brennnesseln
- Brunnenkresse
- Chicorée
- Eichblatt
- Eisberg
- Endivie

- Feldsalat
- Kopfsalat
- Löwenzahn
- Radicchio
- Romana
- Roter Klee
- Rucola

Alle Arten von Samen, Sprossen und Keimen werden vermehrt gegessen. Je leichter und energiereicher, desto besser.

Aber auch urzeitliche, sehr nährstoffreiche Mikroalgen wie Spirulina und Chlorella werden wegen ihrer entgiftenden und reinigenden Wirkung gerne als Nahrungsmittelergänzung genommen.

Vor allem Blattgewürze werden verwendet. Klassische Vertreter sind:

- Basilikum
- Dill
- Estragon
- Fenchel
- Koriander
- Lorbeer
- Majoran
- Minze
- Oregano
- Petersilie
- Quendel
- Rosmarin
- Salbei
- Schnittlauch
- Thymian

Menschen, die besonders emotionale Themen in dieser Ernährungsgruppe haben, greifen unbewusst auch wegen der sekundären Pflanzenstoffe auf Gemüse zurück. Diese, auch als Phytochemikalien oder Phytamine genannten Stoffe, haben zum Teil gesundheitsförderliche Eigenschaften: Senkung des Blutdrucks, Regulierung des Blutzuckerspiegels, Förderung der Verdauung, Bekämpfung von Bakterien, Stimulierung des Immunsystems, Hemmung von Entzündungen und Krebserkrankungen.

Emotionales Befinden

Das wichtigste Thema in dieser Gruppe ist Liebe und Akzeptanz. Es geht um zwischenmenschliche Beziehungen, soziales Engagement, Geben und Harmonie. Letztlich dreht sich aber alles um die Liebe – zu sich selbst und zu anderen Menschen, aber auch zur Umwelt im Allgemeinen. Umgekehrt findet sich auch sehr viel Trauer und die Unfähigkeit zu verzeihen. Es sind Themen, die deutlich öfter in meiner Praxis vorkommen und am Essverhalten der Menschen klar zu erkennen sind: Es werden zwar gerne Blattsalate gegessen, aber Gemüse eher nicht so sehr.

Menschen, denen es schwerfällt zu verzeihen, sich selbst zu lieben und das Leben zu akzeptieren, wie es ist, haben zumeist ein Problem mit ihrer sozialen Identität, insbesondere mit der Selbstannahme. Die Ursachen liegen oft in Bereichen, die mit Zurückweisung, dem Gefühl von Verlassensein, Verlust, Bloßstellen, bedingender Liebe, Betrug und andauernder Kritik an der eigenen Person zu tun haben. Auch ein liebloses Umfeld sowie sexuelle und körperliche Misshandlungen gehören auffallend oft zu den möglichen Ursachen emotionaler Traumata.

Eine der größten emotionalen Baustellen bei meinen Klienten ist immer wieder eine unaufgearbeitete oder zumindest nicht fertig aufgearbeitete Trauer. Dazu zählen die Scheidung der Eltern oder der Tod einer nahestehenden Person. Je näher diese Person meinen Klienten stand, desto unmittelbarer ist die emotionale Wirkung. Wie oft habe ich schon hören müssen, dass Kindern die Fähigkeit abgesprochen wird, den Tod als elementaren Teil des Lebens zu begreifen. In meiner Praxis erfahre ich immer wieder aufs Neue, wie natürlich Kinder, egal welchen Alters, damit umgehen können. Kinder von einem Begräbnis auszuschließen, ihnen die Möglichkeit zu verwehren, Abschied zu nehmen, ist eine der häufigsten Ursachen für spätere, emotionale Probleme in dieser Ernährungsgruppe. Wichtig dabei ist, dass die Eltern auf die Bedürfnisse ihrer Kinder eingehen und sie in einer solchen Situation zu nichts zwingen, auch wenn die Eltern in einem solchen Moment oftmals selbst mit der Situation überfordert sind.

Trauer, egal in welcher Form und egal aus welchem Grund, braucht Zeit, die Möglichkeit und vor allem die Bereitschaft, verarbeitet zu werden. Hier gibt es keinen festen zeitlichen Rahmen, keine natürliche Geschwindigkeit. Ich kenne wenig, das so individuell ist wie die Verarbeitung von Trauer. Jeder geht anders damit um. Jeder braucht aber letztlich Raum für sich selbst. Diesen nicht zu bekommen, tötet viel in der betroffenen Person ab. Sie hat dann oftmals Schwierigkeiten, einen offenherzigen Zugang zu anderen Menschen zu finden, in nicht seltenen Fällen sogar zu sich selbst.

Unabhängig von der Trauerbewältigung findet man in dieser Gruppe sehr oft Menschen, denen es an Liebe mangelt. Liebe für sich selbst sowie Liebe zu anderen. Oft umgibt sie sogar ein Hauch an Lieblosigkeit. Vielleicht weil sie selbst nie ausreichend und tiefgehend wahre Liebe bekommen haben. Wie soll ein Mensch in der Lage sein, Liebe zu geben, wenn er gar nicht weiß, was das ist, da er es selbst nie erfahren hat?

Diese Menschen vereint die unglaubliche Sehnsucht nach Liebe und Wärme sowie die Suche nach Anerkennung und Bestätigung, da sie sich selbst nicht akzeptieren können, wie sie sind. Es fehlt ihnen an Möglichkeiten, so sein zu dürfen, wie sie sind oder wie sie sein möchten. Sie haben gelernt, sich zu verstellen, sich emotional zurückzuziehen, haben Angst vor den eigenen Emotionen und Gefühlen, aber auch vor den Emotionen anderer. Dies endet oftmals in einer Art Verbitterung oder gar emotionaler Verkümmerung.

Es fehlt diesen Menschen an Selbstliebe und Selbstannahme, der Fähigkeit zu selbstloser Liebe, wahrer Zuneigung, Mitgefühl, Hilfsbereitschaft, Nächstenliebe, Menschlichkeit, Einfühlsamkeit, Herzensgüte und Herzenswärme. Die Bereitschaft bzw. überhaupt die Fähigkeit, das Gute in jedem und allem zu sehen, offen zu sein für andere und für Neues, Toleranz zu üben oder verständnisvoller zu sein, fällt ihnen ganz besonders schwer. Diese Menschen bringen weder sich noch anderen Menschen ausreichend Akzeptanz oder grundlegenden Respekt entgegen. Verzeihen und loslassen fällt ihnen sehr, sehr schwer. Vielleicht können sie sich zu Lippenbekenntnissen hinreißen lassen, das eigene Herz aber weit zu öffnen, ist alles andere als leicht. Oftmals erzählen mir meine Klienten von einem Gefühl, dass eine Kette ihr Herz umschließen und den Zugang zu den eigenen Emotionen versperren würde.

Aus lauter Angst vor sich selbst fangen solche Menschen in seltenen Fällen auch an, eine übertriebene Selbstliebe zu entwickeln, um diese innere Leere, dieses unerträgliche Gefühl von fehlender Liebe mittels Narzissmus und Überheblichkeit zu überspielen.

Menschen mit emotionalen Problemen in dieser Ernährungsgruppe tun sich manchmal schwer damit, sich auf andere einzulassen. Sie sind unfähig, sich zu öffnen, da ihre Angst vor Ablehnung, Angst vor Trennung oder Liebesverlust eine innere Panzerung und Abwehr gegen Schmerz und Angriffe geschaffen hat. Sie beginnen, sich zu verschließen – vor anderen, aber auch sich selbst gegenüber. Diesen Menschen ist es oftmals nicht möglich zu sagen, was sie fühlen, was sie antreibt, was sie bewegt, ihnen Energie gibt, was sie möchten oder eben nicht möchten. Sie fühlen sich nicht eins mit sich selbst, reden über sich selbst manchmal wie über eine dritte Person, der sie nicht nahestehen, die sie unter Umständen nicht kennen. Und oft ist genau das tatsächlich der Fall.

Solche Menschen sind leicht verletzbar, schnell beleidigt und tief betroffen bei Zurückweisung. Sie haben zu wenige Mechanismen entwickelt, sich abzugrenzen und einen emotionalen

Schutzschild um sich zu bauen. Sie haben Angst loszulassen und werden schnell misstrauisch. Eifersucht ist für sie ein Maßstab für Liebe und daher ein ständiger Begleiter in ihrem Leben. Sie neigen dazu, besitzergreifend und fordernd zu sein, Grenzen zu überschreiten, überkritisch, mäkelig, launisch und unsensibel zu sein und ihr Umfeld mit Liebesentzug zu bestrafen. In extremen Fällen ist Vergeltung, Rache und Untreue das Mittel der Wahl. Damit werden die eigenen Unzulänglichkeiten, die von sich weggedrückte, aber jeden Tag erlebte Distanz zu sich selbst, überspielt.

Manchmal tun sich diese Menschen schwer, auf andere zuzugehen. Sie haben Angst, sich in einer Beziehung hinzugeben, sich zu öffnen und Herzlichkeit zuzulassen. Lieber ziehen sie sich gegebenenfalls zurück, auch wenn dies Einsamkeit bedeutet – vor allem eine innere Einsamkeit. Es kann aber auch genau das Gegenteil der Fall sein, indem sie sich für andere aufopfern. Sie haben dann ein offenes Ohr für die Belange anderer und werden daher immer wieder als gute Zuhörer wahrgenommen. Dabei hat dies weniger etwas mit ausgeprägtem Sozialverhalten zu tun als mit einem unterbewussten Benutzen anderer Menschen für eigene Belange. Sie holen sich bei anderen Menschen die Energie, die sie sich selbst nicht zur Verfügung stellen. Dieses vordergründige soziale Engagement dient somit oftmals lediglich dem Verdrängen eigener Bedürfnisse. Je mehr sie sich für andere aufopfern, je mehr sie für die Belange anderer da sind, desto weniger müssen sie sich mit sich selbst auseinandersetzen. Je aktiver sich diese Menschen an der Gemeinschaft beteiligen, desto weiter können sie sich vor sich selbst zurückziehen. Je mehr Verantwortung sie für andere übernehmen, desto weniger müssen sie diese für sich selbst übernehmen. Dieser zeitweilige Hang zum Märtyrertum erfüllt daher immer einen gewissen Selbstzweck: Aufopfern, um sich selbst weniger zu spüren.

Je mehr emotionale Härte und Gefühllosigkeit solche Menschen in frühen Jahren erfahren haben, desto mehr Gleichgültigkeit, Teilnahmslosigkeit, Herzlosigkeit und Herzenskälte legen sie später oftmals selbst an den Tag. Solche Menschen empfinden wenig Mitgefühl für ihre Mitmenschen, reagieren grundsätzlich negativ und weitgehend unsozial auf ihr Umfeld.

Viele haben Schwierigkeiten, Liebe zu geben, aber auch anzunehmen. In frühen Lebensjahren haben sie es nicht wirklich erlebt, so akzeptiert zu werden, wie sie sind. Daher fällt es ihnen nicht leicht, Anerkennung überhaupt annehmen zu können. Oftmals mussten sie als Kinder erst auf sich aufmerksam machen, sich bewusst in Szene setzen, damit sie überhaupt wahrgenommen wurden. Dieses damals erlernte Verhalten setzen diese Menschen auch im Erwachsenenalter noch ein, um Anerkennung und Bestätigung zu erhalten. Sie sind somit weitgehend abhängig von der Zuneigung anderer. Sie haben ja nie gelernt und erfahren, dass sie selbst einen Wert haben, der unabhängig von der Reaktion anderer ist. Die natürliche Freude am Geben und Nehmen, die Großzügigkeit, das selbstlose Handeln, wie es Kindern in diesem Alter eigen ist, wurde ihnen abtrainiert. Fehlende Zuneigung, ein weitgehend liebloses Umfeld oder ständige Kritik an ihrer Person haben dazu geführt, dass auf eigene Emotionen und Bedürfnisse nicht geachtet wurde. Es erschien nicht als erstrebenswert und richtig. Letztlich fällt es diesen Menschen schwer, eigene Emotionen überhaupt wahrzunehmen, diese zu interpretieren und zwischen ihren Bedürfnissen entscheiden zu können.

Deshalb ziehen sich diese Menschen gern auf die Ebene des Verstandes zurück, da Ratio und Logik keiner Emotionen bedürfen. Sie neigen dazu, alles zu beurteilen und in ihrer Kritik durchaus sehr hart zu sein. Ihre nachtragende und melodramatische Art ist meist nichts als ein Ablenkungsmanöver, um ihre eigene innere Leere nach außen zu projizieren. Je größer die eigenen, nicht von außen befriedigten Bedürfnisse und Sorgen, desto größer die Intoleranz anderen gegenüber. Diese Menschen beginnen, andere zu verurteilen, weil sie ihnen nicht das geben, was sie brauchen würden. Dabei übersehen sie, dass nur sie selbst verantwortlich sind für das, was sie erfahren. Sie steigern sich in blinde Wut, Zorn, Groll und Hass – das ist alles nur Ausdruck ihrer eigenen inneren Not.

Je mehr diese Menschen aber bereit sind, ihre alten Verhaltensmuster abzustreifen, Emotionen bewusst wahrzunehmen und das Erfüllen eigener Bedürfnisse von Egoismus zu unterscheiden lernen, desto ausgeglichener werden sie. Ein Gefühl von Geborgenheit, Lebendigkeit, Lebensfreude, Fröhlichkeit und Zufriedenheit beginnt sich einzustellen. Sie lernen das Gefühl kennen, endlich angekommen zu sein, so sein zu dürfen, wie sie sind. Was für eine wertvolle Erfahrung!

Körperliche Zuordnung

Dieser Ernährungsgruppe ist die Haut als Sinnesorgan zugeordnet. Das Fühlen steht daher im Mittelpunkt, weniger körperlich als in der Ernährungsgruppe 2, sondern vielmehr emotional. Es dreht sich alles um die Fragen: *»Wie fühle ich mich?«*, *»Was macht das mit mir?«*, *»Lebe ich überhaupt?«*

Kein Wunder – das Herz steht in dieser Ernährungsgruppe im Zentrum. In allen indigenen Kulturen dieser Welt entdecken wir die Aussage, dass es nicht das Gehirn ist, also vor allem der Verstand, mit dem wir Menschen mit der Welt verbunden sind, sondern unser Herz. Das Herz ist das stärkste Symbol für die Liebe und gilt auch als das Zentrum unserer Emotionen. Unab-

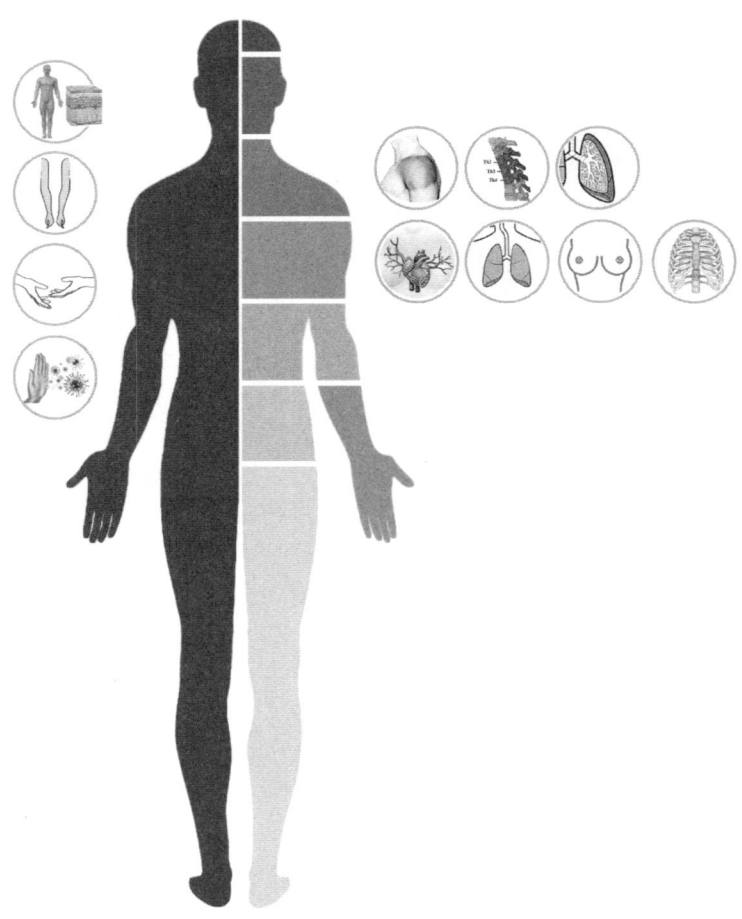

Zuordnung der wichtigsten Organe und Körperbereiche
Ernährungsgruppe 4

hängig davon, ob dies biologisch korrekt ist, das Herz scheint eine sehr wichtige Rolle zu spielen, wenn es um unsere Emotionen geht. Wir finden das Herz auch in unserer Sprache und in Redewendungen wieder, wenn wir unsere Befindlichkeiten ausdrücken. Es bricht uns etwas das Herz, wir sind mit ganzem Herz dabei, wir fassen uns ein Herz etc. Ein Satz, der mir ganz besonders ans Herz gewachsen ist, stammt aus dem Buch »Der kleine Prinz« vom französischen Autor Antoine de Saint-Exupéry: »Man sieht nur mit dem Herzen gut. Das Wesentliche ist für die Augen unsichtbar.« Mit dieser Weisheit offenbart der kleine Prinz sein Geheimnis und verdeutlicht, wie sehr unser Verstand überbewertet und gleichzeitig unsere Emotionen unterbewertet werden. Das Herz steht also synonym für Emotionen.

Seit 1993 wissen wir aufgrund einer wissenschaftlichen Studie des HeartMath Institute, dass das Herz von einem starken Energiefeld umgeben ist. Dieses Energiefeld ist im Radius von zweieinhalb Metern um den Menschen herum messbar. Nicht das Gehirn bildet mit seinen elektromagnetischen Impulsen (EEG) das stärkste Energiefeld des Menschen, sondern das Energiefeld vom Herz (EKG). Entsprechend dieser Untersuchung ist das elektrische Signal des Herzens ungefähr 60-mal und das magnetische Feld bis zu 5000-mal stärker im Vergleich zum Energiefeld des Gehirns.

Viel bedeutender ist jedoch die Erkenntnis, wie das Herz mit dem Gehirn zusammenarbeitet. So scheint das Herz dem Gehirn zu signalisieren, welche chemischen Botenstoffe in welcher Dosierung und Abstimmung erzeugt werden sollen. Demnach wäre also das Herz dasjenige Organ, welches Informationen verteilt und das Gehirn jenes, welches – wie der Rest des Körpers auch – Signale vom Herzen erhält, diese interpretiert und folglich die Körperchemie steuert.

Unsere Emotionen und unsere tiefsten Überzeugungen spiegeln sich insbesondere in der Herzenergie wider. Genau diese Herzenergie scheint nicht nur uns Menschen als körperliche, geistige und seelische Wesen zu steuern, sondern wirkt über das Energiefeld auch auf unser gesamtes Umfeld. So beeinflussen unsere gelebten oder verdrängten Emotionen nicht nur unser eigenes Leben, sondern auch das anderer Menschen und anderer Lebewesen – alles, was mit unserem Energiefeld in Interaktion geht. Unser Herz scheint demnach das zentrale Organ in unserem Körper zu sein, das uns erst am Leben teilhaben lässt.

Aber nicht nur das Herz an sich, sondern auch noch andere Organe, die mit der Verteilung und Weitergabe emotionaler Energie unmittelbar im Zusammenhang stehen, reagieren sehr sensibel auf ein Unterdrücken und somit ein Nichtbeachten unserer Emotionen. Diese fünf Organsysteme werden nachfolgend erläutert.

Mit dem Herz direkt verbunden ist das Herz-Kreislauf-System. Menschen mit Problemen in dieser Ernährungsgruppe weisen besonders oft Herzerkrankungen, Herzrhythmusstörungen, Angina pectoris, Kreislaufprobleme, Durchblutungsstörungen, Arteriosklerose oder Blutdruckprobleme auf. Alle Krankheiten, die das Herz, den Herzbeutel, den Blutkreislauf oder Blutdruck betreffen, gehen zumeist auf das Konto ungelebter Emotionen in dieser Ernährungsgruppe, vor allem auf die fehlende Bereitschaft zu verzeihen.

Das zweite Organsystem, das unmittelbar auf eine emotionale Schieflage reagiert, ist das Atmungsystem. Es sind die direkt oder mittelbar im Zusammenhang stehenden Organe wie Lunge, Bronchien, Zwerchfell, Lungenfell und Rippenfell. In der Traditionellen Chinesischen Medizin (TCM) ist die Lunge unter anderem dafür verantwortlich, die Lebensenergie Qi aufzunehmen und dem Körper zur Verfügung zu stellen. Qi entspricht in der Lehre des Daoismus derjenigen Substanz, aus der das ganze Universum sowohl in physischer als auch geistiger Hinsicht besteht, als vitale Energie, Lebenskraft oder eines alles durchdringenden kosmischen Geistes. Qi ist dabei aber weder physischer noch geistiger Natur, da das chinesische Denken nicht zwischen Materie und Energie unterscheidet. In einer sich ständig verändernden Wirklichkeit stellt es die einzig konstante Größe dar. Qi schützt den Körper. Qi verwehrt pathologischen Umwelteinflüssen Einlass in den Körper und bekämpft sie, falls sie doch einzudringen vermögen. Wenn sich bösartige Einflüsse festsetzen, muss es also an Qi mangeln.

Losgelöst von dieser östlichen Sichtweise würden die meisten Religionen und spirituellen Lehren dies als »bedingungslose Liebe« verstehen können. Ob wir dies in unserer Glaubenswelt als Gott, Quelle, ultimatives Wissen oder wie auch immer bezeichnen, möchte ich jedem Leser selbst überlassen. Alle Emotionen leiten sich aus dieser einen, bedingungslosen Liebe ab. Wir können an dieser Stelle also behaupten, dass die Lunge und alle mit der Atmung im Zusammenhang stehenden Organe neben dem Austausch von Atemluft und der Entsäuerung und Entgiftung unseres Organismus vor allem auch für die Aufnahme und Abgabe von Emotionen zuständig sind. Aufbauend auf dieser Feststellung lassen sich auch alle gesundheitlichen Probleme des Atmungssystems ursächlich auf diese Ernährungsgruppe zurückführen. Alle Lungenkrankheiten und Lungenprobleme, insbesondere Lungenentzündung, Asthma und Bronchitis, aber auch Rippenfell-Entzündung und Probleme mit dem Zwerchfell weisen auf eine emotionale Schieflage in dieser Gruppe hin, insbesondere auf jede Menge Traurigkeit und Kummer sowie eine fehlende Bereitschaft, das eigene Leben wirklich zu leben.

Probleme mit den primären Geschlechtsorganen sind in den Ernährungsgruppen 1 und 2 beheimatet. Die sekundären Geschlechtsorgane der Frau, die Brüste, sind dem dritten Organsystem der Ernährungsgruppe 4 zugeordnet. Dies wird umso verständlicher, wenn Sie an die Funktion der weiblichen Brust denken. Neben der Ernährung des Säuglings erlaubt die Brust nicht nur den so dringend benötigten Körperkontakt zwischen Mutter und Kind, sondern vermittelt auch Geborgenheit, Sicherheit, Nähe, das Sich-fallen-lassen-können. Vielleicht haben Sie selbst oder in Ihrem Umfeld bereits festgestellt, dass es Kindern sehr schwerfällt, an der Brust zu trinken, wenn die Mutter aufgeregt oder nicht ausreichend entspannt ist. Die Brust ist nicht nur für den Säugling wichtig, um körperlich, geistig und emotional zu überleben, sondern auch für die Mutter, da sie über dieses Organ deutlich machen kann, dass sie sich hingibt, dient, nährt und bereit ist für Geben und Nehmen. Das Berühren der Brust kann für viele Frau auch Lustempfinden bedeuten. Wir sehen, wie vielschichtig die Funktion der Brust ist. Neben dem Ernähren hat sie vor allem eine soziale und auch hierbei insbesondere eine emotionale Funktion. Frauen, die gesundheitliche Probleme mit der Brust haben, sollten sich daher die Frage stellen, inwieweit sie bereit sind, sich auf sich selbst und andere einzulassen. Wie sehr bestimmt die Liebe für uns selbst unser Leben? Wie viel sind wir uns selbst wert? Oder opfern wir uns für andere auf und stellen uns und unsere eigenen Bedürfnisse dafür zurück?

In diesem Zusammenhang stoße ich in den Gesprächen mit meinen Klienten immer wieder an den Punkt, wo der religiös bedingte, tief verankerte Glaubenssatz zur Nächstenliebe eine große Rolle spielt. Und ausnahmslos haben nun genau diese Menschen leider ein recht undifferenziertes Verständnis, was Nächstenliebe überhaupt bedeutet. Diejenigen unter uns, die christlich erzogen wurden, egal ob protestantisch oder aber katholisch wie in meinem Fall, kennen das Zitat aus der Bibel: »Liebe deinen Nächsten wie dich selbst.« Ich möchte hier keine theologische Diskussion beginnen, dieses Zitat erscheint mir aber extrem wichtig. In der Tat empfinde ich dieses Zitat als eines der zentralen Elemente in der Therapeutik, weil es meiner Meinung nach mehr zur Heilung von Menschen beitragen kann als die meisten Medikamente oder Heilverfahren.

Nach meinem Verständnis spricht dieses Zitat nicht davon, dass wir uns für andere aufopfern sollten, damit es diesen besser geht. Es sagt nicht aus, dass die Bedürfnisse des anderen wichtiger sind als unsere eigenen. Der Satz lautet: »Liebe deinen Nächsten WIE dich selbst.« Das »Wie« ist das entscheidende Wort in diesem Zitat. Wenn wir dies erkennen, wird deutlich, dass nicht der Nächste, sondern wir als Einzelperson im Vordergrund stehen. Es scheint wichtig zu sein, dass es uns selbst gut geht. Denn dann können wir uns auch um den Nächsten kümmern.

Das können wir auch in der eigenen Familie immer wieder beobachten. Es ist nicht so sehr die Zeit ausschlaggebend, die wir mit unseren Liebsten verbringen, sondern die Qualität der Zeit, die wir gemeinsam haben. Wenn wir selbst abgeschlagen, abgekämpft, mutlos, traurig oder gar wütend und somit nicht in unserer Mitte sind, überträgt sich das auf die ganze Familie. Es hilft niemandem, weil wir nicht ausreichend für uns selbst gesorgt hatten. Wenn wir uns aber Zeit für uns selbst nehmen und dann mit neuer Kraft bewusst und aufmerksam für unsere Liebsten da sind, können diese Momente einmalig und dauerhaft werden.

Der vierte von fünf Problembereichen in der Ernährungsgruppe 4 ist die Haut. Einige Aspekte der Haut finden sich bereits in der Ernährungsgruppe 3, wobei dort der Hauptfokus das Bindegewebe betrifft. Hier aber steht die Haut als Gesamtes im Vordergrund. Die Haut ist wahrscheinlich das vielseitigste Organ von uns Menschen. Sie dient unter anderem der Abgrenzung von Innen und Außen, dem Schutz vor Umwelteinflüssen sowie der Repräsentation und Wahrung des inneren Gleichgewichts. Außerdem übernimmt die Haut wichtige Funktionen im Bereich des Stoffwechsels und des Immunschutzes. Zuallererst ist sie aber unser größtes Sinnesorgan. Mit ihr treten wir in Kontakt mit uns selbst und mit allem, was uns umgibt. Erst die Haut ermöglicht es uns, unsere Emotionen nach außen zu tragen, mit den Emotionen anderer Personen in Kontakt zu kommen. Es stellt uns die Haare auf, wenn wir Abneigung oder Angst verspüren, wir fangen an zu schwitzen, wenn wir nervös sind oder Angst haben. Wir empfinden Lust oder Schmerzen, wenn wir bestimmte Menschen in bestimmten Situationen berühren oder aber berührt werden. Unsere Haut transportiert also Emotionen von innen nach außen und umgekehrt. Wenn wir also an Hauterkrankungen leiden, sollten wir uns die Frage stellen, warum wir so dünnhäutig sind oder uns einen solchen Panzer zulegen, nicht berührt werden möchten, uns abgrenzen wollen von anderen, vielleicht sogar von uns selbst. Was möchten wir abschütteln? Warum müssen wir nunmehr erst recht spüren, was uns bewegt? Sind wir bereit loszulassen, zu verzeihen? Wie begegnen wir uns selbst? Warum soll unser Umfeld positiver auf uns reagieren, wenn wir selbst diese Liebe nicht für uns aufbringen?

Der fünfte große Bereich in dieser Ernährungsgruppe ist unser Immunsystem. Wissenschaftliche Studien haben schon mehrfach bewiesen, wie sehr unsere innere Einstellung für die Heilung wichtig ist. Placebos und Nocebos zeigen sehr deutlich, wie verhältnismäßig unwichtig Medikamente letztlich sind, sofern wir von der Wirkung und den daraus idealerweise resultierenden Effekten überzeugt sind.

Unser Immunsystem reagiert sehr sensibel auf uns. Wir wissen: Unser Bewusstsein, vor allem unsere emotionale Ausstattung, ist ausschlaggebend für unser körperliches und geistiges Wohlbefinden. Äußere Stressoren haben nur dann eine Möglichkeit, uns aus dem Gleichgewicht zu bringen, wenn wir selbst bereits in einer emotionalen Schieflage sind. Es kommt also darauf an, wie wir auf das Leben reagieren. Heißt das, dass wir fortan Bakterien und Viren ignorieren können? Nein, ganz im Gegenteil. Krankheitserreger allgemein können aber nur dann ihre Wirkung voll entfalten, wenn wir diesen Erregern den Boden aufbereiten. Wenn wir den emotionalen Nährboden bieten, werden diese Erreger auch zuschlagen können. Andernfalls haben sie keine Chance. Unser Immunsystem weiß sich also meistens sehr gut zu helfen, wenn wir emotional mehr oder weniger im Reinen mit uns sind. Je mehr wir beginnen, uns das zu geben, was wir brauchen, desto stärker ist unsere Abwehr nach außen. Und auch die Heilung verläuft viel problemloser, wenn wir die innere Einstellung dazu mitbringen. Liebe, Zuneigung und Zuwendung – nach innen wie nach außen – sind die entscheidenden Faktoren. Wir sind also das, was wir glauben und fühlen.

Neben diesen fünf Hauptbereichen haben auch unser Skelettsystem und unsere Extremitäten eine Sollbruchstelle, eine Schwachstelle, die sich immer dann meldet, wenn wir zu wenig im Positiven an uns selbst denken: Schultern, Brustwirbel (Th2–Th4), Brustkorb, Rippen, unsere Arme und Hände und insbesondere unsere Handflächen. Schmerzen und Probleme in diesen Bereichen weisen auf emotionale Ursachen in der Ernährungsgruppe 4 hin. Etwas wird uns zu schwer, wir ertragen etwas nicht mehr. Vor allem fehlt uns die Bereitschaft, für uns selbst einzustehen. Gerade unsere Hände und dabei insbesondere unsere Handflächen stehen für das Geben. Geben wir uns das, was wir brauchen? Sind wir bereit, die Hand aufzumachen, aufzuhören zu klammern, loszulassen, zu verzeihen? Oder hindert uns etwas daran, dies zu tun? Sind wir bereit, die Hand auszustrecken, bereit für Veränderungen in unserem Leben, bereit mit der Vergangenheit Frieden zu schließen? Karpaltunnel-Syndrom und dergleichen lassen hier besonders grüßen.

Hormonelle Probleme sind in diesem Bereich fast nur an der Thymusdrüse festzustellen. Diese Drüse wird in der Pubertät zurückgebaut und schließlich ganz aufgelöst. Darüber hinaus sind in dieser Ernährungsgruppe fast keine hormonellen Probleme zu finden. Kopfschmerzen lassen sich eindeutig als Probleme in der Ernährungsgruppe 4 identifizieren: Achten Sie auf die seitliche Schädeldecke.

Sollten Sie unter einer vegetativen Dystonie leiden, lesen Sie dieses Kapitel gleich noch einmal sehr aufmerksam. Das Gleiche gilt für Depressionen, egal ob manisch oder nicht. Aber was ist eigentlich eine Depression – unabhängig von einer funktionellen, biologischen Betrachtung? Was steckt eigentlich dahinter?

Idealerweise ist unser Wesenskern, also die Person, die wir von Natur aus seit der Zeugung sind, und diejenige Person, die wir heute sind, deckungsgleich. Ist das nicht mehr der Fall, dann haben wir über einen längeren Zeitraum unsere individuellen Bedürfnisse, Interessen und vor allem unsere eigenen

Emotionen vernachlässigt und ignoriert. Je länger wir dies tun, desto schwerer fällt es uns, ein Gefühl für uns selbst zu entwickeln, unter Umständen überhaupt noch zu fühlen, was wir brauchen. In extremen Fällen nehmen wir uns selbst so gut wie gar nicht mehr wahr. Alles, was bleibt, ist Schwere, Trauer, Sinnlosigkeit und dergleichen. Kurz, wir sind mitten in einer Depression und nehmen eigentlich fast nur noch diese Kluft zwischen den beiden Ichs wahr. Psychopharmaka bilden in diesem Bild eine Brücke, die diese beiden Ichs miteinander verbindet und uns dadurch suggeriert, dass eigentlich alles nur halb so schlimm ist. Aber genau der Weg, den wir bislang gegangen sind, hat uns in diese Situation geführt. Je mehr wir auf Psychopharmaka setzen, desto bestimmter werden wir diesen bereits eingeschlagenen Weg fortsetzen und unsere Situation unter Umständen sogar verschlimmern. Was bedarf es also, um aus dieser Situation der Schwere, der Trauer, der Sinnlosigkeit wieder herauszukommen?

Wir müssen lernen, unsere eigenen emotionalen Bedürfnisse wieder wahrzunehmen. Wir kommen nicht darum herum, ein Leben mit mehr Emotionalität zu führen. Genau das, was diese Menschen bislang aktiv vermieden haben.

Zusammenfassung

Die Ernährungsgruppe 4 erlaubt uns den Kontakt zu unserem unterbewussten Selbst. Wir lernen, auf unsere Emotionen zu achten und diese auch aktiv zu leben. Es geht um die Bereitschaft, unser Leben zu leben und für uns selbst einzustehen. Dies ist für viele Menschen nicht gerade leicht, weil sie es meistens nicht gelernt haben oder sogar in einem Umfeld leben, das ein Ausleben der eigenen Bedürfnisse einschränkt oder gar unmöglich zu machen scheint. Vor allem, wenn es im Alter von

4 bis 7 Jahren schwerwiegende Vorfälle gegeben hat, die wir damals emotional nicht verarbeiten konnten, hat dies im weiteren Leben massive Auswirkungen auf die Beziehung zu uns selbst und zu unserem Umfeld.

In dieser Gruppe findet eine Hinwendung zum Hier und Jetzt statt. Wie geht es mir? Was macht etwas mit mir? Was fühle ich? Wir beginnen, uns an dieser Stelle von unserem Körper loszulösen und tauchen tiefer in unseren Geist ein. Wir beginnen, uns selbst wahrzunehmen, zu tasten, zu fühlen. Wir beginnen, das Leben zu begreifen, im wahrsten Sinne des Wortes. Wir stürzen uns in das Leben hinein oder versuchen, dieses zu vermeiden. Wir suchen nach Ausreden, um das weiterzuleben, was uns vertraut ist. Wir kämpfen an dieser Stelle oftmals mit den Schatten der Vergangenheit, mit Dingen, die in den vorherigen Ernährungsgruppen besprochen worden sind.

Wichtig für diese Menschen ist die Erkenntnis, dass sie niemals Opfer und niemals einer Situation ausgeliefert sind. In jeder Situation gibt es einen, der macht, und einen, der machen lässt. Derjenige, der machen lässt, trifft eine bewusste Entscheidung, für oder gegen etwas, oder aber er fällt gar keine Entscheidung. Aber selbst eine nicht gefällte Entscheidung ist eine gefällte Entscheidung. In jedem Fall ist diese Person aber letztlich selbst Täter, jemand der macht. Wenn wir also stets die Möglichkeit haben, aktiv einzugreifen und für uns zu entscheiden, warum fühlen sich dann manche Menschen als Opfer? Weil sie es so möchten. Weil sie nicht bereit sind, ihre Prioritäten zu verändern. Weil sie in ihrer eigenen Komfortzone leben, die sie aus welchen Gründen auch immer nicht verlassen möchten. Der innere Druck scheint also noch nicht groß genug zu sein. Solchen Menschen können wir letztlich nicht helfen. Solche Menschen möchten auch keine Hilfe, sondern nur eine Plattform, um sich auszuheulen oder sich in Szene setzen zu können.

Sie suchen nach Aufmerksamkeit, die sie anderweitig nicht erhalten. Sie sind nicht ausreichend bereit, Veränderungen in ihrem Leben vorzunehmen und mit der Vergangenheit Frieden zu schließen. Sie haben immer noch nicht ihren eigenen Wert erkannt. Sie sind immer noch nicht willens, sich auf sich selbst einzulassen.

Es erfordert Mut, sich mit seinen eigenen Emotionen auseinanderzusetzen. Nichts gibt uns aber mehr Zufriedenheit, als dieses Einssein mit uns selbst auch wirklich zu leben. Sind Sie bereit, es auf einen Versuch ankommen zu lassen?

Praxisbeispiel – Anna

Anna ist Anfang 40 und zweifache Mutter. Obwohl ihre Kinder bereits aus dem Gröbsten heraus sind und Anna nicht mehr rund um die Uhr für sie da sein muss, fühlt sie sich extrem energielos, müde und erschöpft. Sie bezeichnet sich selbst als leicht depressiv. Anna kommt nicht wirklich klar mit ihrer Mutterrolle. Die Verantwortung ist ihr zu viel. Sie vermisst ihre Freiheiten, auch wenn sie keine klare Vorstellung von ihrem Leben hat, was sie stattdessen tun könnte. Sie hat das Gefühl, die Kinder bremsen sie aus. Auch ihren Mann würde sie nie als ihren Traummann beschreiben. Eigentlich weiß sie gar nicht, was genau sie mit ihm verbindet – mit Ausnahme der gemeinsamen Kinder, die mehr auf seinen Wunsch hin gezeugt worden sind. Vielleicht verspürt sie auch deshalb diese ungemeine Wut und unterschwellige Aggression in sich und lässt diese auch immer wieder mal teilweise an ihrer Familie aus. Da ist so viel Hass in ihr, vor allem auch auf sich selbst, womit sie zunehmend schlechter klarkommt. Hass, den sie auf ihre Familie projiziert, ihre Kinder und ihren Mann, Hass, den sie aber auch nach innen richtet. Als sie das erste Mal meine Praxis betrat, hatte sie die 100 kg-Gewichtsschwelle bereits überschritten.

Für Anna war es immer schon sehr wichtig, was andere Leute von ihr denken. Anerkennung und Status sind ihr wichtig. Sie braucht das Gefühl dazuzugehören. Sie definiert sich nach eigenen Angaben nur über das Außen. Ihre Figur ist daher ein Riesenproblem für Anna. Eigentlich hasst sie ihren Körper. Ihre Emotionen aber zu zeigen, erlaubt sie sich selbst nicht. Niemals, denn das würde Schwäche ausdrücken. Wenn überhaupt, dann nur ihre große Wut und je nach Person vielleicht auch ihre tiefe Traurigkeit, die sie bewusst versucht zu überspielen, indem sie gerne den »Pausenclown« mimt. Eigentlich sucht sie nur Liebe und Zuwendung.

Anna liebt alles mit Zucker. Je süßer, desto lieber. Wenn ihr Leben schon nicht so ist, dann zumindest ihre Ernährung. Dies fängt schon beim Frühstücksbrot an, das mit viel Butter und noch mehr Honig bestrichen werden muss, idealerweise noch mit einer Scheibe Salami garniert. Am Wochenende dürfen es zusätzlich auch Croissants oder Pancakes sein. Rührei mit jeder Menge gebratenen Speck und noch mehr Ketchup darf dabei nicht fehlen. All dies steht auch zum Abendessen auf den Tisch. Wenn Anna aber frei wählen könnte, würde sie am liebsten täglich amerikanische Frühstücksflocken mit zuckersüßen Marshmallow-Stücken essen. Dazu eine extragroße Tasse Jasmintee oder Latte Macchiato, jeweils mit mehreren Stück Zucker.

Über den Tag verteilt trinkt Anna mindestens zwei Liter Cola. Ohne Cola geht gar nichts bei Anna, Cola muss überall dabei sein. Dazu am liebsten Fastfood, weil es einfach schnell geht: scharfe Kokossuppe mit Huhn vom Chinesen ums Eck, das noch mit ordentlich Zucker verfeinert wird, gerne auch Satay-Spieße mit Erdnusssoße, Pizza, Burger oder aber Currywurst. Auch bei paniertem Schnitzel mit Kroketten und Bratkartoffeln oder Steaks mit viel Bacon und Unmengen an Soße fällt es Anna schwer, Nein zu sagen. Für Obst hingegen kann sich Anna nicht wirklich erwärmen, bestenfalls noch für Bananen, Trauben und Melonen, sofern diese fertig zubereitet serviert werden. Auch Gemüse ist nicht so ihre Leidenschaft, aber immerhin noch besser als Früchte. Am ehesten noch Karotten, Mais, Erbsen, Bohnen aller Art und Kohlgemüse. Diese Sorten bekommt man auch im Supermarkt als Fertigmischungen für die Mikrowelle. Abends vor dem Fernseher wird Anna öfter von einem Heißhunger für Schokolade übermannt. Alternativ dürfen es auch andere Süßspeisen sein, wie zum Beispiel Milchreis, Grießbrei oder alles, was Nougat enthält.

Anna hasst es, in der Küche stehen zu müssen. Kochen macht ihr keinen Spaß. Es kennzeichnet zusätzlich die in ihren Augen so ungeliebte Rolle als Mutter und Ehefrau. Wenn sie aber einen eigenen Koch hätte, der ihr die ganze Arbeit abnähme, würde sie sich täglich wechselnde Blattsalate mit Balsamico-Dressing und einem knackigen Baguette zubereiten assen. Entweder als großen Salatteller oder aber zusammen mit einem schönen, fetten Steak. Wenn Anna davon erzählt, fangen ihre Augen das erste Mal an zu leuchten.

Anna musste als Kind immer funktionieren. Sie war das Vorzeigekind in der Familie. Sie musste strahlen. Ihre eigenen Bedürfnisse spielten dabei kaum eine Rolle. Diese lebt sie dafür heute umso mehr über Sex aus. Sex hat eine riesengroße Bedeutung für sie. Ein weiterer Bereich, bei dem sie kaum Hemmungen kennt, auch wenn er mit ihrem eigenen Mann nicht wirklich erfüllend ist.

Anna hat selbst kein gutes Bild von Frauen. Man kann ihnen nicht vertrauen, sie nutzen nur aus und hintergehen einen – das sind zentrale Glaubenssätze in ihrem Leben. Vielleicht hat sie dieses Bild von dem Mann übernommen, der sie als Vorschulkind einmal sexuell erniedrigt hatte und an dem sie sich bis heute nie hat rächen können. Sie scheint diese Wut und diesen Schmerz in sich zu behalten, bis sie es diesem Mann einmal heimzahlen kann. Verzeihen und loslassen scheint eine nahezu unüberwindliche

Herausforderung für Anna zu sein. Es fällt ihr unglaublich schwer, diese Wut loszulassen. Sie hat das Gefühl, dass es gerade diese Wut ist, die sie am Leben hält und sie überhaupt noch fühlen lässt. Auch wenn es auf den ersten Anschein nicht den Eindruck macht: Anna ist ein typischer Fall für die Ernährungsgruppe 4. Ihre Ernährung gibt uns erste Hinweise auf ihren emotionalen Zustand, die aber um ihr Verhalten und ihre Lebensumstände ergänzt werden. Erst das Zusammenspiel dieser verschiedenen Puzzleteile ergibt ab dieser Ernährungsgruppe ein umfassendes Bild. Zudem zeigt es, wie die Ernährungsgruppen zusammenspielen, um auf ein Hauptthema hinzuweisen.

Anna fehlt es vor allem an Liebe. Weder fühlt sie sich geliebt, noch ist sie in der Lage, ihre Familie oder gar sich selbst zu lieben. So sehr sie ihre eigene Figur verabscheut und sich dadurch selbst nicht akzeptieren kann, so wenig Energie bringt sie aber für sich selbst auf, hier etwas zu ändern. Die fehlende Harmonie zu Hause, die sie teilweise selbst verursacht, tut ihr Übriges, dass sich Anna nach innen zurückzieht. Sie hat eine Panzerung aufgebaut, die sie vor Unannehmlichkeiten von außen schützt und gleichzeitig verhindert, dass sie mit ihren eigenen Gefühlen in Kontakt kommt. Ihre merklich große Wut auf sich und die Welt ist daher sehr wahrscheinlich eine Auswirkung dessen, dass sich ihre Emotionen in ihr aufstauen, anstatt gelebt zu werden. Diese Wut ist teilweise sogar willkommen, da sie Anna lebendig fühlen lassen, ihr Energie gibt.

Ihre Angst vor sie sich selbst und dem Leben ist unübersehbar. Dies erklärt auch ihr starkes Verlangen nach eiweißreicher und kohlenhydrathaltiger Ernährung. Fette spielen dabei eine große Rolle, die als Ersatz für ihre fehlende Lust am Leben herangezogen werden. Je größer die Mengen an diesen Makronahrungsbestandteilen noch sind, desto mehr Probleme haben diese Menschen erfahrungsgemäß, sich auf den Fluss des Lebens und das Leben an sich einzulassen. Essen hat im Leben von Anna nur mehr eine rein funktionale Rolle. Ihre Sexualität ist ihr zwar wichtig, aber sie kann sie nicht so ausleben, wie sie möchte. Auch möchte sie sich keinesfalls auf eine Beziehung mit anderen Menschen oder sich selbst einlassen. Alles nur Nebenkriegsschauplätze, die das eigentliche Hauptthema »fehlende Liebe« untermauern. Annas Leben ist geprägt von einer merklichen Traurigkeit. Sie weiß selbst nicht, wohin mit sich selbst. Sehr wahrscheinlich kommt ihr Appetit auf frische Blattsalate genau daher. Dies bedeutet erfahrungsgemäß, dass Anna tief in sich bereits weiß, dass sie eine Änderung in ihrem Leben vollziehen muss, die mehr Emotionen zulässt. Solange sie aber noch so viel Angst davor hat, sich mit sich selbst auseinanderzusetzen, wird sie sich im Kreis drehen und gleich einem Akku zwar immer mehr Energie verlieren, sich aber nicht aufladen können. Sich selbst und anderen zu vergeben, scheint hier der erste wichtige Schritt zu sein, um wieder mehr Licht, mehr Liebe in ihr Leben zu bekommen. Sich selbst akzeptieren, wie sie ist, und eigenverantwortlich das Ruder in die Hand nehmen. Solange sie sich aber allgemein als Opfer wahrnimmt und den Hass auf diesen Mann, der ihr in ihrer Kindheit sexuell zu nahegekommen war, als Mittel benutzt, um in Selbstmitleid zu schwelgen, wird sich nichts in ihrem Leben verändern können.

Ernährungsgruppe 5:
In der Ruhe liegt die Kraft

Ernährungsgewohnheiten

Ähnlich wie in der Ernährungsgruppe 4 stehen auch hier die Ballaststoffe im Vordergrund, wobei hier weniger auf die Fasern, sondern mehr auf den Flüssigkeitsanteil Wert gelegt wird.

Diesmal sind also nicht Gemüse und Salate auf dem Teller, sondern vor allem roh genießbare Früchte und alles, was reich an Wasser ist.

Menschen in der Gruppe 5 richten den Fokus immer mehr weg von physischer Nahrung zu Themen, die nicht minder Energie geben, dafür aber subtiler und wesentlicher sind. In dieser Ernährungsgruppe spielen Ruhe und Wahl eine große Rolle. Es bedeutet die Möglichkeit, sich zurückzuziehen und bewusste, ausgewogene Entscheidungen im Leben zu treffen, die dem eigenen Lebensplan entsprechen. Alles, was belastet, wird bewusst ferngehalten oder aussortiert. Das fängt mit der Nahrung an, zieht sich über das Lebensmodell hinweg und endet erst dort, wo Selbstverwirklichung möglich ist.

Menschen in dieser Ernährungsgruppe greifen besonders auf drei Hauptkomponenten in der physischen Ernährung zurück: Obst und Beeren, Meerespflanzen und Getränke. Alle drei haben einen hohen Wasseranteil.

Wasser ist ein hervorragendes Lösungsmittel. Es versorgt und entsorgt, es bindet und löst – körperlich und emotional. Genauso wie Fette und Öle aus der Ernährungsgruppe 2 fungiert auch Wasser als Schmierstoff in der Nahrung. Während die einen Nahrungsbestandteile eher fettlöslich sind, sind andere wiederum wasserlöslich. Wir brauchen also beide, um die bereitgestellte Energie voll nutzen zu können. Genauso wie Fette und Öle als Synonyme für Emotionen stehen, trifft dies auch auf Wasser zu. Während Fette und Öle eine dichtere Konsistenz aufweisen, ist Wasser sehr flüssig. Genauso verhält es sich mit den Emotionen, die hier angesprochen werden sollten. Emotional ist Liebe die reinste und leichteste Emotion. Liebe ist daher dem Wasser zugeordnet. Alle anderen Emotionen sind gefühlt schwerer und viskoser, aber nicht minder wichtig. Sie entsprechen den Fetten und Ölen, die für ihre Schmiereigenschaften unerlässlich sind, damit das Leben überhaupt problemlos funktionieren kann. Ähnlich wie bei einem Auto, dessen Motor sowohl Öl als auch Schmierfette und Wasser braucht, um reibungslos arbeiten zu können.

Chemisch setzt sich Wasser aus zwei Bestandteilen zusammen: Wasserstoff und Sauerstoff. Wasserstoff ist bindungsfreudig, Sauerstoff eher reaktionsfreudig und lösend. Die Gegensätzlichkeit in dieser chemischen Verbindung spiegelt auch die Bedürfnisse in unserem Leben wider. Wir binden uns und lösen uns. Keines geht ohne das andere. Das eine bedingt das andere. Darüber hinaus ist der Sauerstoff der wichtigste Energielieferant für den Körper. Emotionen hingegen sind und bleiben der wichtigste Energielieferant in unserem Leben. Insbesondere die Liebe lässt sich durch nichts ersetzen und ist als wichtigste Emotion überlebensnotwendig.

Wasser steht also synonym für die Liebe. Dabei ist weniger die menschliche Liebe gemeint, sondern vielmehr die wahre, reine Liebe, die nur unsere Seele kennt. Diese Liebe, die uns Kinder entgegenbringen oder die wir auch von Tieren kennen. Diese Liebe versuchen wir, uns mittels Meditation zugänglich zu machen. Es ist diese Liebe, die wir nur in der Ruhe finden können.

Sie kennen den Spruch »In der Ruhe liegt die Kraft«. Wie wahr. Menschen in dieser Ernährungsgruppe suchen gezielt nach Ruhe, um sich wieder mit sich selbst verbinden zu können. Um sich regelmäßig Energie aus dieser Liebe zu holen. Dabei beginnen sie, diese Liebe in sich zu entdecken. Diese Menschen genießen es, in sich hineinzuhören und auf ihr Bauchgefühl zu achten. Wahrnehmen, was die Intuition uns mitteilen möchte.

Und darauf basierend bewusste Entscheidungen für das eigene Leben zu fällen, die im Einklang mit unseren tiefsten Bedürfnissen stehen. Die Wahl steht uns dabei immer frei. Je mehr wir aber Zugang zu unserer Intuition haben, desto bewusster werden diese Entscheidungen.

Unsere Intuition ist dabei niemals laut. Es wäre leicht, sie mit anderen Energien zu überdecken. Es ist egal, um welche Energien es sich dabei handelt. Ängste, Ärger, Zorn, Unruhe oder schwerere Nahrungsmittel wie Proteine, Fette und Kohlenhydrate – sie alle erschweren uns das bewusste Hören auf unsere Intuition. Dies ist auch einer der Hauptgründe, warum diese Menschen immer leichtere Nahrung zu sich nehmen und diese auch immer mehr auf das reduzieren, was sie wirklich benötigen. Die meisten Menschen in dieser Gruppe greifen daher auf Obst und Beeren zurück. Welche Früchte spielt keine Rolle, Hauptsache leicht und gut bekömmlich.

Das Gleiche gilt auch für Wasserpflanzen, die in dieser Ernährungsgruppe einen wesentlichen Platz einnehmen. Dazu zählen besonders Rot- und Braunalgen. Sie sind eiweißreich, liefern Mikronährstoffe und Antioxidantien. Vor allem enthalten sie einen hohen Anteil an Mineralstoffen (besonders Jod) und Vitaminen. Oftmals werden diese Algen als Super Food bezeichnet, da ihnen viele gesundheitsförderliche Eigenschaften nachgesagt werden.

Auswahl an essbaren Rotalgen:

- Agar
- Dulse
- Irisches Moos
- Kombu
- Nori

Auswahl an essbaren Braunalgen:

- Arame
- Hijiki
- Kelp
- Wakame

Wenn Menschen in dieser Ernährungsgruppe auf Gemüse zugreifen, dann besonders auf solche, die einen hohen Wasseranteil haben. Dazu zählen besonders Tomaten und Gurken. Neben Wasser als reinste Form gehören hierher auch Tees, Fruchtsäfte, Suppen und Saucen. Sie erinnern sich, dass die Fruchtsäfte auch in Ernährungsgruppe 3 vorkamen, doch hier stehen sie nicht wegen des Zuckers, sondern wegen des hohen Flüssigkeitsanteils auf der Liste.

Emotionales Befinden

Das zentrale Thema in dieser Ernährungsgruppe ist die Selbstdarstellung bzw. die kreative Identität. Insbesondere die kognitiven und ästhetischen Bedürfnisse stehen im Vordergrund. Diese Bedürfnisse sind zwar nach außen gerichtet, aber nicht, um zu gefallen oder individuelle Eitelkeiten zur Schau zu stellen, sondern um die eigene Individualität und emotionalen Bedürfnisse kundzutun, hinter denen diese Menschen stehen.

Generell kann dieser Themenblock in drei Teilbereiche untergliedert werden: Die eigene Wahrheit sprechen, Annehmen und Zuhören sowie Intuition.

Es geht darum, die eigene Wahrheit nach außen zu transportieren. Dies ist genau das, was Künstlern zu eigen ist. Ein Maler zum Beispiel drückt diese auf einer Leinwand aus. Er versucht, seinen Emotionen mittels Farben und Formen Ausdruck zu verleihen. Stets ist es aber seine innere und äußere Sicht der

Welt, die er auf die Leinwand bringt. Komponisten machen mittels Noten die Musik zu ihrer Sprache. Und Autoren schreiben dasjenige in einer ihnen eigenen Form nieder, was sie selbst bewegt.

Aber auch alle anderen Menschen sind Künstler. Wir versuchen täglich, unserer Sicht auf die Welt und unseren Bedürfnissen eine Stimme zu geben. Wir versuchen, unseren Standpunkt klar zu kommunizieren. Aber nicht jeder tut dies in einem Maße, wie es emotional notwendig wäre. Manche Menschen haben schlichtweg Angst, ihre eigene Meinung zu vertreten und auszudrücken. Der Kloß im Hals ist manchmal übermächtig. Sie haben Hemmungen, ihre eigene Meinung, ihre Bedürfnisse und/oder Gefühle in Worte zu packen – egal ob in kleinem Kreis oder in der Öffentlichkeit. Wenn sie es dennoch tun, dann oftmals mit leiser Stimme und wenig Ausdruckskraft. Sie sind entweder zu schüchtern, verleugnen ihre eigenen Gefühle, haben unbewusste Schuldgefühle, Angst vor Kontrollverlust oder Furcht vor der Meinung und dem Urteil anderer.

Andere wiederum drehen den Spieß um und setzen auf Angriff als die beste Verteidigung. Diese Menschen verstecken ihre Angst und gefühlte Unzulänglichkeit hinter einer Redseligkeit, einem geradezu aufdringlichen Rededrang und Redeschwall ohne tieferen Gehalt. Sie geben sich oft sehr laut und haben wenig Taktgefühl. Es fällt ihnen schwer, anderen zuzuhören, und sie unterbrechen diese gerne. Sie müssen um jeden Preis die Aufmerksamkeit auf sich ziehen, wobei sie zeitweise auch vor Manipulationen und Lügen nicht zurückschrecken. Aufgrund der ihnen oftmals fehlenden Selbstreflexion müssen sie um jeden Preis stark erscheinen, was leicht in Arroganz und Selbstgerechtigkeit umschwenken kann. Dabei kann es leicht zu Wutausbrüchen und Aggressionen kommen.

Menschen, die mit sich im Reinen sind und daher gerne Obst und Wasser zu sich nehmen, haben meist eine gute Ausdrucksweise und zeichnen sich durch Wortbewusstsein und Sprachgewandtheit aus. Aufgrund ihrer inneren Aufrichtigkeit fällt es ihnen leicht, sich selbst und ihre Bedürfnisse anzunehmen, über Gefühle zu sprechen und offen mit den eigenen Stärken und Schwächen umzugehen. Sie gelten als diskussionsfreudig und sind stets bereit für konstruktive Kritik. Diese Menschen können gut zuhören und auch schweigen. Sie zeigen viel Verständnis für andere. Ihr ausgeprägter Humor, die Bereitschaft zur Selbstreflexion und ihr nahezu perfektes Gefühl für den passenden Zeitpunkt sind beeindruckend. Es fällt ihnen leicht, ihre eigene Weisheit und Wahrheit zu vermitteln, ohne dabei andere Menschen in ihrer Freiheit einzuschränken. Oftmals haben sie eine schöne Stimme, der man gerne zuhört. Diesen Menschen ist es wichtig, im Moment zu leben, stets an sich zu wachsen und dadurch ihre eigenen Ziele zu erreichen. Selbstbestimmung und Selbstverwirklichung ist das ultimative Ziel, das sie beherzt verfolgen. Sie haben die Fähigkeit, Nein zu sagen, und lassen sich ungern in ihrer Unabhängigkeit und Freiheit einschränken. Diese Menschen gelten als sehr kreativ und können andere mit ihrer unaufdringlichen Perfektion inspirieren.

Als Kinder sind wir eins mit unserem Körper und unserem Sein. Wir haben ein Ohr für die leisen Töne in uns, für die Intuition. Wir versuchen, dieses innere Wissen mit den Notwendigkeiten des Lebens zu verbinden und in Einklang zu bringen. Die meisten Menschen mit Schwierigkeiten in dieser Ernährungsgruppe haben es aber zwischenzeitlich verlernt oder gar von ihrem Umfeld abtrainiert bekommen, auf ihre Intuition zu hören. Gerne neigen diese Menschen zu einer verstärkten

Intellektualität im Alltag, manchmal durchaus mit der Neigung zu dogmatischem Denken und Verhalten. Die Verbindung von Kopf und Herz scheint also gestört zu sein, weshalb ihnen der Zugang zu ihrer inneren Stimme, zu den feinstofflichen Dimensionen des Seins fehlt. Diese Menschen fühlen sich oftmals erschöpft und antriebslos, innerlich leer, weil ihnen eine wichtige Energiequelle fehlt.

Wer bin ich? Was macht mich aus? Für viele Menschen ist diese Frage nicht wirklich lösbar, da sie keinen ausreichend funktionierenden inneren Zugang mehr zu sich haben. Um diesen Menschen es zu erleichtern, eine Antwort für sich zu finden, mache ich gerne ein Sandkastenspiel mit ihnen. Vielleicht haben Sie ja Lust, dies gleich auszuprobieren.

Machen Sie es sich bequem und stellen Sie sich vor, dass Sie von heute an nur noch sechs Monate zu leben haben. Keinen Tag mehr oder weniger, genau sechs Monate ab heute. Was würden Sie in diesen letzten sechs Monaten tun? Würden Sie Ihr Leben genau so weiterführen wie bisher? Oder würden Sie doch Veränderungen vornehmen? Wie genau würden diese Veränderungen aussehen?

Die meisten Menschen würden all das aus ihrem Leben streichen, was ihnen nicht mehr guttut. Und sie würden sich nur mehr auf das konzentrieren, was wirklich Wert schafft in ihrem Leben. Menschen, die einen noch funktionierenden Zugang zu sich haben, verstehen intuitiv, dass sechs Monate eine genügend lange Zeit sind, um Neues auf die Beine zu stellen, aber dennoch zu kurz, um auch nur einen einzigen Tag zu vergeuden. Sie sind bereit, ihr verbleibendes Leben unter Umständen von Grund auf zu transformieren und erkennen, wie viel ihnen das Leben in dieser kurzen Zeit noch bieten kann.

Natürlich geht es nicht darum, dass Sie jetzt beginnen sollten, alles über Bord zu werfen und ein Leben zu leben, als hätten Sie tatsächlich nur noch sechs Monate vor sich. Wenn Sie aber beginnen würden, auch nur einen Bruchteil dessen umzusetzen, was Sie für sich als besonders Wert schaffend oder Energie vernichtend erkannt haben, die Qualität Ihres Lebens würde regelrecht Quantensprünge machen. Zu erkennen, dass Sie trotz allem noch Zugang zu sich selbst haben, und etwas in sich wahrnehmen, was Sie oftmals seit Jahren nicht mehr erkannt haben, kann Ihnen helfen, sich regelmäßig die Frage zu stellen, was in Ihrem Leben wichtig ist.

Die Bereitschaft, uns für unsere Intuition zu öffnen, auf sie zu hören und sie als persönliche Wahrheit nach innen wie nach außen zu leben und zu kommunizieren, beginnt unser Leben nachhaltig zu verändern. Diese zunehmend geistige und emotionale Klarheit sorgt dafür, dass wir für uns selbst leichter unterscheiden können, was uns guttut oder eben nicht, was wir wirklich brauchen oder was lediglich ein Ausdruck unseres Egos ist. Wir kommen immer mehr in die Lage, Zusammenhänge zu erkennen, die weit über das hinausgehen, was wir mit unseren fünf Hauptsinnen Sehen, Hören, Riechen, Schmecken und Fühlen wahrnehmen können. Und wir verstehen mehr und mehr, dass wir letztlich das sind, was wir in uns fühlen, etwas, das wir eigentlich schon immer tief in uns wussten.

Ich selbst habe vor Jahren begonnen, immer mehr das zu tun, was mir meine Intuition rät. In all diesen Jahren habe ich keine einzige Entscheidung mehr bereut, wann immer ich auf diese innere Stimme gehört habe. Unsere Intuition verschafft uns Zugang zu einem Wissen, das weit über das hinausgeht, was wir rational begreifen und fassen können. Diese innere Wahrheit auch zu leben, schafft letztlich eine Zufriedenheit, die wir im Außen so nicht finden können.

Körperliche Zuordnung

Zuhören und Hinhören einerseits und alles rund um die Sprache anderseits sind in dieser Ernährungsgruppe die zentralen Themen. Kein Wunder, dass insbesondere der Stimmapparat und der Mund dieser Gruppe zugeordnet sind. Wie wir vorhin erkannt haben, findet »Hören« auf zwei unterschiedlichen Ebenen statt: Das Zuhören mit den Ohren und das Hinhören mit dem inneren Ohr. Das Zuhören ist eindeutig dieser Ernährungsgruppe zugeordnet, das Hinhören beginnt sich hier zu manifestieren und entwickelt sich vor allem in der Ernährungsgruppe 6 weiter.

Menschen mit Schwierigkeiten in dieser Ernährungsgruppe leiden oftmals unter hohem Blutdruck. Sie sind in der Regel leicht erregbar, nervös und klagen über Schlafstörungen. Wenn der emotionale Druck hoch ist, aber nicht ausreichend Ausdruck findet, äußert sich dieser Druck auf andere Art und Weise, indem er beginnt, das Gesamtsystem in Mitleidenschaft zu ziehen. Wie Wasser, das stets neue Möglichkeiten sucht, um fließen zu können, bedienen sich die nicht ausgedrückten Emotionen verschiedener Kanäle, um »Dampf ablassen« zu können. Das Herz-Kreislauf-System als Ausgangsbasis aller Emotionen und die innere Ruhe werden massiv gestört, damit diese Emotionen diejenige Aufmerksamkeit bekommen, die sie brauchen.

Auch das Skelettsystem kann auf Dauer diesem inneren Druck nicht standhalten und muss sich diesem beugen. Skoliose, (Spannungs-)Kopfschmerzen, Nackenschmerzen, ein steifer Hals, Schulterschmerzen oder hochgezogene Schultern zeugen von einer schon lange andauernden, massiven Überforderung des Gesamtsystems. Insbesondere die Brustwirbel (Th1), Halswirbel (C5–C7), Schultern und der Nacken leiden zuerst.

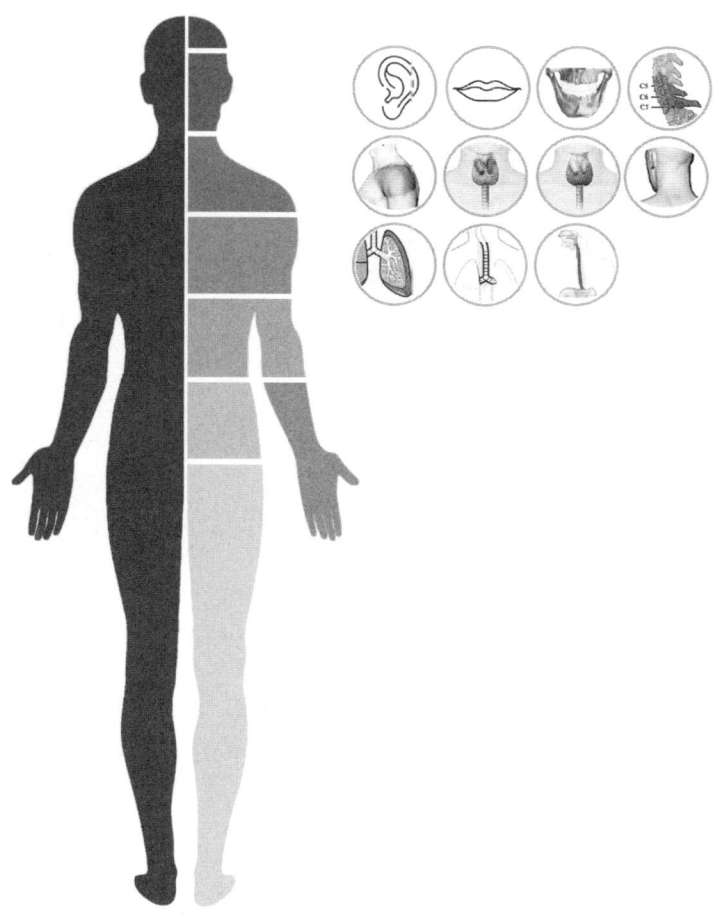

Zuordnung der wichtigsten Organe und Körperbereiche
Ernährungsgruppe 5

Sie alle weisen darauf hin, dass wir zunehmend an unsere physischen Grenzen stoßen und eine Veränderung brauchen, um diesem inneren Druck standhalten zu können. Der emotionale Druck lastet zu sehr auf uns und braucht dringend ein Ventil, bevor es zu weiteren Schäden kommt. Eine weitere Auslagerung dieser Belastung in die Arme und Hände, insbesondere die Handrücken, verdeutlichen eine bereits gesteigerte Systemüberlastung. In dem Augenblick, wo das Rückenmark sich auch noch meldet, scheint die Uhr auf 5 vor 12 zu stehen.

Auch wiederkehrende Kopfschmerzen, die vor allem an der Stirn oder am Haaransatz lokalisiert werden können, zeugen von ernsthaften Problemen in dieser Ernährungsgruppe. Wir denken zu viel, gehen zu intellektuell oder gar dogmatisch an das Leben heran, verkomplizieren vieles, anstatt es laufen zu lassen. Eine zunehmende Verschiebung der Aufmerksamkeit vom Kopf in Richtung Bauchgefühl, d. h. Intuition, wäre in dieser Situation sehr hilfreich und oftmals ausreichend.

Halsentzündungen weisen darauf hin, dass wir zu viel runterschlucken, anstatt auszuspucken oder auszusprechen, was uns stört und bewegt. Ein Übergreifen einer solchen Infektion auf die Bronchien und die Luftröhre zeigt, dass wir uns mehr Luft machen sollten, wir uns selbst die Luft zum Atmen nehmen. Je öfter diese Infektionen wiederkehren, desto größer ist der innere Druck, der sich nicht entladen kann.

Auch das Schnarchen ist ein Mittel unseres Körpers, um darauf aufmerksam zu machen, dass wir mehr Abstand von einigen Dingen brauchen. Wir sollten Missstände deutlicher, klarer formulieren und ansprechen. Ein Sich-Luft-Machen in der Nacht, also Schnarchen, verhilft uns zwar zu einer kurzzeitigen Erleichterung, löst aber das eigentliche Problem nicht. Auch wenn meist diejenigen Personen in Mitleidenschaft gezogen werden, denen eine solche Aussprache gelten sollte, liegt es am Schnarcher selbst, endlich für offene Worte zu sorgen.

Mandelentzündung, Kehlkopfleiden, Entzündung der Stimmbänder, Heiserkeit und Stimmverlust zeugen oftmals von einer fehlenden Bereitschaft, sich Gehör zu verschaffen oder einfach mal etwas ruhiger zu treten. Warum sollte der Körper Funktionen voll aufrechterhalten, wenn diese nicht ausreichend nachgefragt werden bzw. nicht dafür verwendet werden, wofür sie zurzeit am meisten gebraucht werden?

Probleme im Mund weisen auf ähnliche Themen. Mundfäule, Zahnprobleme, Zahnerkrankungen, Zahnfleischentzündung, Zähneknirschen oder Kiefererkrankungen zeugen davon, dass wir krampfhaft den Mund halten und fest die Zähne zusammenbeißen. Anscheinend haben wir zu viel Angst vor den Konsequenzen, wenn wir das aussprechen würden, was uns zu schaffen macht. Wir hindern uns selbst daran oder halten uns diese Leute vom Leib, anstatt offen über das zu sprechen, was uns anscheinend negativ berührt. Wir versuchen stattdessen, das Problem zu zermahlen, bis uns die Zähne wehtun oder die Zähne oder der Kiefer dem Druck nicht mehr standhalten können. Diese Menschen gehen dann lieber zum Zahnarzt und lassen sich zum Beispiel eine Zahnschiene einsetzen, um den eingeschlagenen Weg noch beherzter fortsetzen zu können. Bereitschaft, an ihrem Leben etwas zu verändern und endlich Klartext sprechen – sich selbst und anderen gegenüber? Fehlanzeige.

Stottern, einige Sprachstörungen und die Reisekrankheit haben in dieser Gruppe ihren Ursprung. Sind Stottern und Sprachstörungen noch fast selbsterklärend nach allem, was wir bislang besprochen haben, so scheint die Reisekrankheit, wozu unter anderem auch die Seekrankheit zählt, vielen nicht ganz so eingängig. Unabhängig von der rein körperlich-medizinischen Betrachtung weist die Reisekrankheit auf sich konkurrierende Sinneswahrnehmungen hin, die wir emotional nicht mehr interpretiert bekommen. Einerseits will uns unsere innere Stimme auf etwas hinweisen, wir hören aber nicht ausreichend zu. Andererseits will diese Wahrheit endlich ausgedrückt und ausgesprochen werden, wir halten aber den Mund. Wir spüren diesen inneren, emotionalen Druck, trauen uns diesem aber nicht nachzugeben, fühlen uns überfordert, der Situation ausgeliefert. Unser Körper beginnt verrückt zu spielen, vor allem der Kopf, weil er diese Situation und die sich widersprechenden Sinneseindrücke intellektuell nicht mehr in den Griff bekommt. Die Reisekrankheit weist uns also darauf hin, dass wir zu viele entgegengesetzte Bedürfnisse in uns herumtragen, die es endlich zu klären gilt.

Wie schon in der Ernährungsgruppe 3 beschrieben, ist die Schilddrüse mitsamt der Nebenschilddrüse und dem Hormon Thyroxin eines derjenigen Organe im Körper, das zuerst Alarm schlägt. Probleme mit der Schilddrüse weisen immer auf einen Konflikt zwischen dem eigenen Leben und den Bedürfnissen der Seele hin. Jegliche Fehlfunktionen der Schilddrüse, Schilddrüsenentzündungen, ein Kropf oder Morbus Basedow sind nur einige der Beispiele, mittels derer die Schilddrüse versucht, auf eine ständige Repression unserer Bedürfnisse aufmerksam zu machen.

Probleme mit den Speicheldrüsen und der Speiseröhre lassen uns erahnen, dass es sehr viel gibt, was es runterzuschlucken und zu verdauen gibt. Sofern dies nicht in unserem Interesse liegt, sollten wir uns Gedanken machen, ob es nicht an der Zeit wäre, gewisse Themen auf den Tisch zu bringen und anzusprechen, anstatt weiterhin leise zu leiden.

Vor allem die beiden Nervengeflechte, Arm- und Halsgeflecht, reagieren sehr sensibel auf Störungen in dieser Ernährungsgruppe. Eine emotionale Überlastung führt vor allem bei diesen Nervengeflechten zu einer Überreizung und somit langfristigen Schädigungen.

Zusammenfassung

In dieser Ernährungsgruppe geht es vor allem um die Integration der einzelnen Bewusstseinsebenen, wie ich sie im Rahmen der Hypnosetherapie immer wieder vorfinde: Verstand, Unterbewusstsein, Überbewusstsein (Seelenebene, Zugang zur spirituellen Welt) und Unbewusstes. Und auch wenn diese Aufteilung aus Sicht der Psychologen nicht dem akademischen Weltbild entspricht, so ist sie dennoch hilfreich in der therapeutischen Arbeit und erfahrungsgemäß sehr eingängig für meine Klienten.

Wenn Menschen Schwierigkeiten haben, Zugang zu diesen einzelnen Bewusstseinsebenen zu bekommen, um sich ganzheitlich zu sehen, liegt dies meistens daran, dass sie im Alter von 7 bis 12 Jahren emotionale Traumata erlitten hatten. Sie haben gelernt, ihre eigene Wahrheit und somit ihre Meinung für sich zu behalten. In diesem Lebensabschnitt sollten Kinder im Idealfall beginnen, ihre eigene Meinung zu äußern und einen eigenen, ersten, selbstgewählten Lebensplan aufzusetzen. Wenn an diesem Kreuzungspunkt, an dem körperliche Bedürfnisse auf eine geistige, aber auch spirituelle Weiterentwicklung treffen, das Umfeld eine notwendige emotionale Entwicklung bewusst oder unbewusst erschwert oder gar torpediert, entwickeln sich diese Kinder zu Menschen, denen es schwerfällt, eine Brücke zwischen den eigenen Bedürfnissen und den äußeren Notwendigkeiten zu schlagen. Diese Menschen werden zunehmend ein Leben führen, aus dem sie immer wieder versuchen auszubrechen, um vor sich selbst wegzulaufen. Stimmungsverändernde Substanzen werden dann auch eine Rolle spielen. Ursachen dafür sind vor allem ständige Lügen, denen diese Kinder ausgesetzt waren sowie ein Alltag mit wenig Offenheit, dafür aber vielen Geheimnissen und Situationen, die nicht angesprochen werden durften. Verbale Misshandlung durch Bezugspersonen, andauerndes Schreien vor allem im Elternhaus, exzessive Kritik, die die eigene Kreativität letztlich blockiert oder gar abtötet (»Du bist nicht gut genug«), autoritäre Eltern und insbesondere ein alkohol- oder drogenabhängiges Umfeld sind weitere Zutaten für einen Cocktail, der das Leben dieser Kinder emotional zum Abstürzen bringt.

Praxisbeispiel – Gerald

Gerald ist Mitte 50. Sein relativ ungepflegtes Äußeres fällt sofort auf. Er ist stark übergewichtig, mit deutlicher Betonung seines Gesäßes und des Unterbauchs. Das Hemd scheint nicht gebügelt zu sein und ist auch schlampig in die Hose gesteckt. Ein Knopf am Hemd ist nicht geschlossen, der Unterbauch ist zu sehen. Seine Haare sind nicht gekämmt, seine Jacke trägt er zusammen mit einer großen Flasche Wasser in einer Plastiktüte eines Discounters. Insgesamt macht er den Eindruck, als wäre er in dieser Aufmachung gerade aus dem Bett gestiegen. Sein Atem riecht deutlich nach Zigaretten und Kaffee. Unabhängig von seinem Erscheinungsbild tritt Gerald vergleichsweise forsch auf und drängt sich mit seiner überdurchschnittlich eloquenten Art automatisch in den Mittelpunkt.

Gerald bezeichnet sich selbst als Messie. Er leidet unter einer inneren Überspannung und Orientierungslosigkeit, wie er es beschreibt. Das Urvertrauen in das Leben ist derzeit sehr gering, und er hat permanent Angst, seine selbst gesetzten Ziele nicht zu erreichen. Er hat nach eigenen Angaben den Kontakt zu seiner Intuition und somit zu sich selbst vor ca. zwei Jahren verloren. Seither leidet er unter Depression und Schlafstörungen. Seine innere Unruhe ist wohl angeblich auf die diagnostizierte ADHS-Erkrankung zurückzuführen. Übergewichtig ist er seiner Meinung nach deshalb, weil ihm vor 20 Jahren ein Hodentumor operativ entfernt wurde. Gerald neigt zum Darmverschluss und hatte schon mehrere Bandscheibenvorfälle im Nackenbereich. Woher die ständigen Schmerzen am linken Ohr kommen, weiß er nicht.

Gerald liebt Kaffee in rauen Mengen. Milch dazu, Zucker rein und fertig ist sein Lieblingsgetränk. Oder einfach nur stilles Wasser. Aber auch diverse Fruchtsäfte stehen immer wieder auf seiner Getränkeliste, vor allem wenn sein favorisiertes Obst, wie zum Beispiel Apfel, Orange, Grapefruit, Nektarine und Aprikose, gerade zu Hause nicht mehr vorrätig ist. Dies sollte aber nicht allzu oft vorkommen, da Obst einen besonders großen Stellenwert in seinem Leben hat. Fruchtriegel aus dem Reformhaus können hier nur kurzfristig Abhilfe schaffen.

Gerald liebt Salat in jeglicher Variation und ganz besonders Gemüse: Brokkoli, Knoblauch, Spinat, Paprika, Zucchini, Mais und Auberginen – vor allem wenn es mit Öl angebraten wird. Gemüse muss jeden Tag auf den Tisch. Bei Bratkartoffeln oder Kartoffelbrei kann er schwer Nein sagen. Nudeln mag er lieber als Reis. Als Vegetarier kann man Gerald aber dennoch nicht bezeichnen. Sein Appetit auf Fisch, Hackfleisch, Mettbrötchen mit Zwiebel, Schinken, Blut- und Leberwurst ist nach eigenen Angaben fast schon legendär. Auch Eier und Pilze, vor allem aber Milchprodukte wie Milch, Käse, Joghurt und Quark sind von der Speisekarte nicht wegzudenken.

Gerald trägt die Last der eigenen Eltern mit sich. Er ist ein Einzelkind und fühlt sich für seine alten Eltern verantwortlich. Da er selbst arbeitslos ist, hat er zwar die Zeit, aber nicht die finanziellen Mittel, um alles auffangen zu können. Er hat Angst um die Zukunft seiner Eltern und auch um seine eigene. Die Angst, seinen Eltern nicht zu gefallen, quält ihn jeden Tag.

Gerald hetzt durch das Leben, um es allen recht zu machen. Seine Schuldgefühle erdrücken ihn fast. Er schaut weder nach links noch nach rechts. Er kümmert sich nicht einmal mehr ausreichend um sich selbst. Er hat das Gefühl, nie wirklich Ruhe zu finden. Dabei war ihm die Möglichkeit, sich zurückziehen zu können, immer so wichtig. Dieser Spagat zwischen dem, was er eigentlich bräuchte, und dem, wie sein Leben tatsächlich verläuft, zerreißt Gerald zusehends.

Gerald hat neben vielen anderen Themengebieten vor allem Probleme, die dieser Ernährungsgruppe zugeschrieben werden können. Gerald hat eine sonore Stimme und erscheint eloquent. Er nimmt sehr viel Flüssigkeit in Form von Kaffee, was aufgrund des Koffeins her eher den unteren Ernährungsgruppen zugeordnet ist, Wasser, Fruchtsäften und wasserreichem Obst zu sich. Seine Liebe für Früchte ist ein klares Signal, dass es für ihn außerordentlich wichtig wäre, seine innere Wahrheit kundzutun. Geralds forsches Auftreten spricht aber dafür, dass er auf dieser Ebene noch nicht seine Mitte gefunden hat. Sein etwas ungepflegtes Äußeres verdeutlicht dabei seinen inneren Zustand.

Gleichzeitig macht er aber auch deutlich, dass er den Kontakt zu seinem Wesenskern, der Intuition, verloren hat, weil er sich stets gegen seine eigenen Bedürfnisse stellt. Seine Orientierungslosigkeit und Energielosigkeit sind nur Auswirkungen dieses Sachverhalts. Sein starkes Ruhebedürfnis entspricht klar der Energie der Ernährungsgruppe 5, ist aber darüber hinaus auch den eben genannten Problemen geschuldet. Gerald dreht sich hier im Kreis.

Seine Bandscheibenvorfälle bestätigen diese Orientierungslosigkeit, weisen aber auch darauf hin, dass er mit sehr viel Ängsten und vor allem mit einem fehlenden Urvertrauen zu kämpfen hat, die ihm eine Kurskorrektur erschweren. Es fällt ihm sichtlich schwer, sich einem klärenden Gespräch mit seinen Eltern zu stellen und auch hier seine Position klar und deutlich zu vertreten. So sehr er seinen eigenen Weg gehen möchte, so sehr bremsen ihn die Ängste aus der Vergangenheit. Seine Krankheiten und seine Figur sprechen eine klare Sprache aus Angst, fehlender Geborgenheit, Schuld- und Minderwertigkeitsgefühlen, die ihn daran hindern, sich dem eigentlichen Thema zu stellen. Aber nicht nur sein Nacken, sondern auch seine Ohren signalisieren ihm bereits, dass es Zeit wird, mehr auf sich selbst zu hören, anstatt es anderen recht zu machen.

Geralds Ernährung bestätigt dies. Sein Heißhunger auf alles Eiweißreiche und Fette, der Appetit auf Nudeln und Kartoffeln sowie die sehr kohlenhydrathaltigen Gemüsesorten zeigen deutlich, wie sehr er sich dagegen stemmt, endlich Position für sich zu beziehen. Die Angst sitzt ihm nicht nur sprichwörtlich im Nacken. Es fehlt ihm sehr stark an Selbstliebe. Kein Wunder, dass grüne Salate daher auf der Speisekarte stehen. Er hat Angst loszulassen, sein altes Leben hinter sich zu lassen und selbstbewusst nach vorne zu schauen, da ihm die Perspektive über die fehlende innere Stimme fehlt.

Es ist entscheidend, dass Gerald anfängt, nicht nur bei sich zu Hause, sondern vor allem in seinem Leben wieder sauber zu machen, damit er stabilen Boden unter den Füßen hat. Es wird Zeit, dass er Neues in sein Leben lässt und nicht fortwährend in die Vergangenheit gerichtet ist. Dies geht einher mit dem klaren Vorsatz, wieder auf seine eigenen Bedürfnisse einzugehen und das Feuer in sich zu entfachen, um endlich wieder am Leben teilnehmen zu können, sein eigenes Leben wieder selbst zu gestalten und letztlich seine eigene Wahrheit wieder leben zu können.

Ernährungsgruppe 6:
Reduktion auf das Wesentliche

Ernährungsgewohnheiten

Die Ernährung wird immer leichter und reduziert sich mit wenigen Ausnahmen zunehmend auf die Aufrechterhaltung des Flüssigkeitshaushalts und erweitert sich um geistige und spirituelle Komponenten.

In dieser Ernährungsgruppe greifen insbesondere diejenigen Menschen auf die Nahrung in dieser Gruppe zu, die zunehmend weniger emotionale Baustellen in diesem Bereich haben. Entweder brauchen sie diese Nahrungsmittel, um noch mehr mit sich ins Reine zu kommen, oder sie haben bereits ein Stadium erreicht, das sie bereits mehr in sich ruhend auf das Leben schauen lässt. Das Essen wird somit noch mehr zu einem Nebenschauplatz, der es seit der Ernährungsgruppe 4 ohnedies schon ist. Essen dient nicht mehr zentral dem Genuss, sondern der hauptsächlich noch notwendigen körperlichen Energieversorgung. Alles, was die geistige und spirituelle Entwicklung bremsen könnte, wird zunehmend aus dem Leben gestrichen. Der Körper wird zunehmend als Vehikel zur persönlichen Weiterentwicklung und Selbstbesinnung gesehen, der einer geistigen und spirituellen Entwicklung nicht mehr im Weg stehen sollte. Bewusstes Fasten dient der Bewusstseinserweiterung und Reinigung, und nur nebensächlich der körperlichen Ertüchtigung. Dabei wird der Körper nicht als Feind gesehen, sondern als enger, vertrauter Freund, der diese Selbstbesinnung erst ermöglicht. Diese Menschen kümmern sich daher noch sehr gut um ihren Körper und vermeiden alles, was ihn in irgendeiner Weise beschädigen könnte. Genuss ist zwar noch vorhanden, wenngleich deutlich reduziert und auf wenige, vorwiegend pflanzliche Substanzen eingeschränkt. Alles folgt dem Prinzip »Ein gesunder Geist in einem gesunden Körper«. Die geistige und spirituelle Entwicklung steht klar im Mittelpunkt. Meditation ist daher ein wesentlicher Bestandteil des Tagesablaufs. Es geht um die Auseinandersetzung mit sich selbst, um die Selbstreflexion, einem inneren Erkennen der Wirklichkeit – letztlich um die eine, bedingungslose Liebe.

Diese Menschen ernähren sich mit Ausnahme von leicht verdaulichen Beeren hauptsächlich flüssig. Stilles Wasser, leichte Früchte- und Kräutertees, Gemüsebrühe und Essig unterstützen die Aufrechterhaltung und Reinhaltung des Körpers und des Geistes. Alkohol wird fast komplett aus dem Speiseplan verbannt, da er die geistige Klarheit einschränkt. Sofern dieser eine positive Wirkung auf den Körper hat und einer Bewusstseinserweiterung nicht im Weg steht, kann es vorkommen, dass er noch in seltenen Ausnahmefällen und mengenmäßig sehr eingeschränkt konsumiert wird. Wein ist eine der ganz wenigen Ausnahmen.

Auch Kaffee wird unter Umständen bewusst konsumiert. Jeder, der Kaffee trinkt, kennt die aktivierende Wirkung von Koffein. Eine erhöhte Aufmerksamkeit und Wachsamkeit sind manchmal durchaus gewollt und verhelfen uns, mental und intellektuell klarer zu sein. Wenn wir aber zu viel Koffein zu uns nehmen, flacht diese positive Wirkung rasch ab. Wir werden energie- und antriebslos, leiden unter Umständen sogar an Kopfschmerzen. Solange Kaffee eine mental stimulierende Wirkung hat, wird dieser gern konsumiert. Die Menge ist aber sehr überschaubar.

Auch Gewürze allgemein werden verwendet. Sind manche Gewürze aufgrund ihrer Eigenheit vorherigen Ernährungsgruppen zugeteilt, so findet man sie in dieser Gruppe allesamt wieder. Gewürze sollten nur in wohldosierter Menge konsumiert werden, da sie durchaus unmittelbar auf Körper und Geist wirken. So können beispielsweise scharfe Gewürze den Kopf einerseits frei machen, andererseits aufgrund der im Körper ausgelösten Schmerzen uns von hochgeistigen Aktivitäten abhalten. Die nachfolgenden Beispiele geben einen ersten Eindruck der Wirkung von Gewürzen :

- Anis: *entspannend (nur Ernährungsgruppe 6)*
- Chili: *glücklich machend, wärmend (Ernährungsgruppe 1)*
- Ingwer: *ausgleichend, entspannend, wärmend (Ernährungsgruppe 3)*
- Kardamom: *stimmungsaufhellend (Ernährungsgruppe 3)*
- Muskatnuss: *stimmungsaufhellend (Ernährungsgruppe 3)*
- Nelken: *beruhigend (Ernährungsgruppe 3)*
- Piment: *stimmungsaufhellend (Ernährungsgruppe 3)*
- Vanille: *stimmungsaufhellend, beruhigend (Ernährungsgruppe 3)*
- Zimt: *stimmungsaufhellend, anregend, besänftigend, beruhigend (Ernährungsgruppe 3)*

Emotionales Befinden

Die Selbstbesinnung, das Erkennen der ureigenen Identität, steht hier im Fokus. Hier dreht sich alles um Selbstreflexion, Selbstverwirklichung, Eigenverantwortung, spirituelles Bewusstsein und die Beherrschung des Intellekts. Dabei darf der Intellekt nicht mit dem Verstand gleichgesetzt werden, da Klugheit,

Scharfsinnigkeit, die Kunst zu interpretieren und letztlich Weisheit nur bedingt mit kognitiven Fähigkeiten zu tun haben. Vielmehr erfordert es die zusätzliche Einbeziehung von Emotionen, der Intuition und einem spirituellen Bewusstsein. Menschen, die bereits weitgehend in sich ruhen und somit dieser Ernährungsgruppe im positiven Sinn zugeordnet werden können, sind nur selten anzutreffen. Sie leben ihr Leben meistens ganz bewusst und eher zurückgezogen. Materielles ist ihnen nicht mehr so wichtig, sondern vielmehr die eigenverantwortliche Gestaltung des eigenen Lebens. Die Sinnfrage hat einen hohen Stellenwert. Oftmals zeichnet diese Leute eine hohe Intelligenz aus. Sie stellen sich gerne in den Dienst zum höchsten Wohl anderer. Diese Menschen haben eine tiefe Ehrfurcht vor der Schöpfung und verstehen sich selbst als integralen Teil des Ganzen. Sie haben meist Zugang zu tiefen philosophischen und spirituellen Wahrheiten und Wissen, weshalb sie auch als medial, zum Beispiel mit hellseherischen Fähigkeiten, wahrgenommen werden.

Menschen hingegen, die nicht ganz so weit sind und noch einige emotionale Baustellen haben, hängen oftmals einer Illusion nach. Sie stürzen sich oft in Religiosität mit dem Ziel, dort Antworten zu finden, die sie in sich selbst nicht finden. Dabei gehen sie manchmal auch nicht ganz so kritisch vor, weshalb sie für Autoritäten und Dogmen relativ offen sind. Dies ist häufig ihrem starken Gefühl von Ziel- und Sinnlosigkeit geschuldet, verbunden mit regelmäßigen Stimmungstiefs und dem Gefühl der Isolation. Sie orientieren sich gerne an den vorherrschenden Meinungen und verlieren sich manchmal in Aberglaube und Vorurteilen. Sie weichen geistigen Auseinandersetzungen aus, da ihr verhältnismäßig unreflektiertes Denken andere Meinungen nur schwer akzeptieren kann. In extremen Fällen steigern sie sich immer mehr hinein und entwickeln eine Art Besessenheit, in der sie manchmal auch missionarisch tätig werden. Diskussionen, die in einer solchen Situation nicht ausbleiben, verkommen dabei dann zu einer dogmatischen Belehrung. Oftmals merken diese Menschen recht spät, falls überhaupt, dass sie zunehmend den Bezug zur Realität verlieren und in einer Art Parallelwelt leben, in der unter Umständen auch Halluzinationen, Albträume und Wahnvorstellungen einen festen Platz haben.

In manchen Fällen sind diese Menschen aber gar nicht bereit, sich mit ihrer spirituellen Seite zu beschäftigen und sich Religionen oder tiefen philosophischen Wahrheiten gegenüber zu öffnen. Solche Themen sind für diese Leute zu wenig greifbar. In diesem Fall schwenken sie von einem Extrem in ein anderes und ziehen sich in den Glasturm der Intellektualität zurück. Sie gehen dann überaus kopflastig, verstandesorientiert und überkritisch an die Welt heran, wo alles objektivierbar und beweisbar sein muss. Eigene Gefühle und womöglich sogar eigene spirituelle Erfahrungen werden verleugnet. Dadurch fehlt ihnen die Möglichkeit, Zusammenhänge intuitiv zu erfassen. Dies hindert sie aber nicht daran, sich anderen Menschen intellektuell überlegen zu fühlen und rechtfertigt in ihren Augen auch ein autoritäres Auftreten mit einem Hang zur Selbstverherrlichung und Selbstgefälligkeit. Dabei schrecken sie auch vor geistigen Manipulationen nicht zurück, die der Erfüllung ihrer eigenen übersteigerten egoistischen Bedürfnisse dienen. Diplomatie und Feingefühl lassen daher immer wieder zu wünschen übrig.

Diesen Menschen mangelt es häufig an einer ganzheitlichen Sichtweise und langfristigen Perspektiven sowie an Selbsterkenntnis und Selbstreflexion. Sie legen ihren Fokus entweder auf Vergangenes oder Zukünftiges, genießen dabei aber zu wenig das Hier und Jetzt. Eine tiefe innere Erkenntnis der Wirklichkeit bleibt diesen Menschen daher meistens verwehrt.

Ihre stets emotionale und geistige Unausgeglichenheit und Unruhe sowie ihr vergleichsweise schwaches Vorstellungsvermögen, äußert sich immer wieder in launischen und widersprüchlichen Gedankenumschwüngen, unreflektierten Emotionen sowie Sorgen und Ängsten. Gerade finanzielle Ängste und der Hang zum Materiellen sind weit verbreitet, was sie ungern vor sich selbst oder gar anderen zugeben. Auch Selbsthass kommt immer wieder vor.

Körperliche Zuordnung

Der Kopf ist die große Schwachstelle in dieser Ernährungsgruppe. Dabei reagiert besonders der mittlere Kopf, innen wie außen, sehr sensibel auf emotionale Missstände. Kopfschmerzen sind somit eine der häufigsten Alarmzeichen, dass wieder einmal etwas emotional aus dem Ruder läuft. Dabei lässt sich der Schmerz vor allem um die Schläfen und im inneren Kopf lokalisieren. Migräneartige Kopfschmerzen sind ebenfalls in dieser, aber noch öfter ursächlich in der Ernährungsgruppe 7 zu finden.

Speziell Augen, Ohren und Nase sind betroffen. Unabhängig von der Kurzsichtigkeit, die wir bereits in der Ernährungsgruppe 3 besprochen haben, finden sich die Ursachen für Augenerkrankungen jeglicher Art zumeist in dieser Gruppe. Dazu zählen beispielsweise Grauer Star, Sehstörungen und (Farben-) Blindheit. Aber auch nervliche Probleme am Karotisgeflecht sind hier zu finden. Menschen dieser Ernährungsgruppe verschließen die Augen vor dem, was wirklich wichtig für sie ist. Sie übernehmen zu wenig Eigenverantwortung und sind nicht im Einklang mit ihren individuellen Bedürfnissen. Sie sind nicht bereit, hinter das Offensichtliche zu schauen und größere Zusammenhänge zu erkennen.

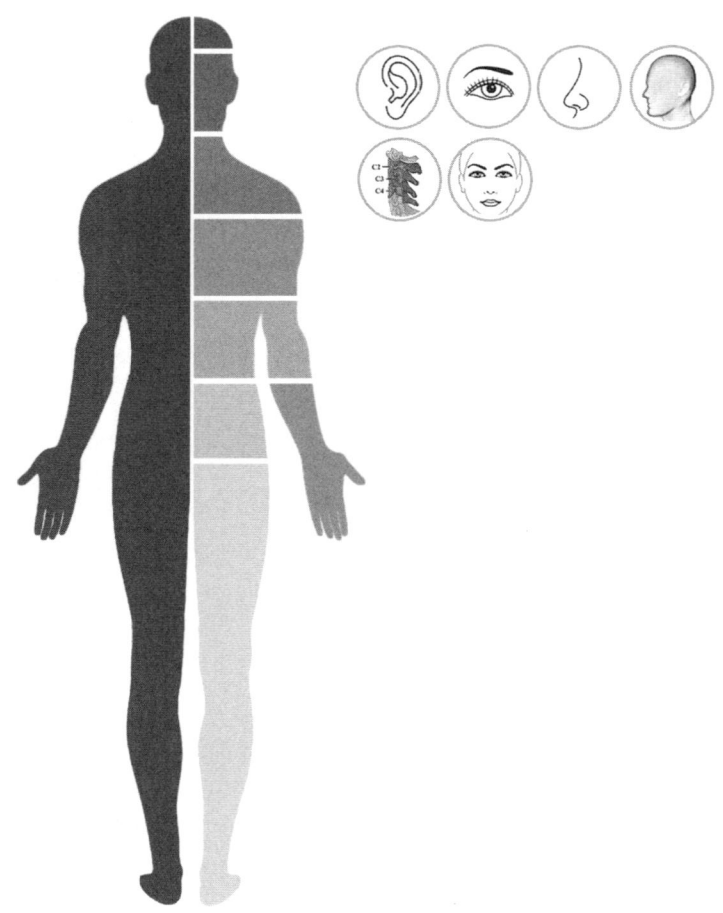

Zuordnung der wichtigsten Organe und Körperbereiche
Ernährungsgruppe 6

Auch die Ohren, die als Sinnesorgane eigentlich der Ernährungsgruppe 5 zugeordnet sind, spiegeln in der Regel ein Zuviel an Kopflastigkeit oder geistiger Inflexibilität wider. Der Körper lässt sie das gerne über Ohrerkrankungen jeglicher Art wissen, so zum Beispiel durch Hörstörungen, Tinnitus oder Taubheit. Hier geht es fast immer darum, dass sie anscheinend nicht bereit sind zuzuhören, was ihre Seele ihnen mitteilen möchte. Sie handeln gegen ihre wahren Bedürfnisse und versuchen, das Leben als solches zu kontrollieren, anstatt es anzunehmen wie es ist. Sie müssen also lernen, wieder mehr auf sich zu achten und zuzuhören. Letztlich fehlt ihnen der Zugang zu sich selbst.

Die eigentliche Funktion der Nase, das Riechen, ist der Ernährungsgruppe 1 zugewiesen. Abgesehen vom Riechen an sich finden sich die Ursachen für Erkrankungen in diesem Organ aber in der Ernährungsgruppe 6. Beispiele hierfür sind chronischer Schnupfen sowie Nebenhöhlenentzündungen.

Gesundheitliche Probleme am Skelettsystem merken diese Menschen vor allem an den Halswirbeln (C2–C4), aber auch am gesamten Kopf, wobei hier besonders das Gesicht und die Nebenhöhlen empfindlich reagieren. Darüber hinaus weisen Wirbelsäulenverletzungen allgemein und Probleme der gesamten Wirbelsäule darauf hin, dass unsere innere Einstellung schon länger nicht mehr dem entspricht, was wir eigentlich benötigen.

Auch wenn vor allem das Kleinhirn und das Zwischenhirn dieser Ernährungsgruppe zugeordnet sind, so gehen organische Erkrankungen des gesamten Gehirns zumeist auf das Konto dieser Ernährungsgruppe. Dazu zählen beispielsweise Gehirnerkrankungen jeglicher Art, Gehirntumore und Gehirnblutungen. Probleme der Gesichtsnerven, neurologische Störungen, Erkrankungen des Nervensystems, Nervenzusammenbrüche und epileptische Anfälle sind meiner Erfahrung nach ursäch-

lich vor allem auf emotionale Probleme dieser Ernährungsgruppe zurückzuführen. Angeborene Leiden sind jedoch der
Ernährungsgruppe 7 zuzuschreiben.

Hormonell reagieren vor allem die Hirnanhangdrüse (Hypo-
physe) und der Hypothalamus sehr sensibel, wodurch oftmals
der gesamte Organismus in Mitleidenschaft gezogen wird. Die
Hirnanhangdrüse ist zuständig für das gesamtes Hormon- und
Nervensystem. Der Hypothalamus ist unser oberstes Regulati-
onszentrum für alle vegetativen und endokrinen Vorgänge wie
für den Kreislauf, der Körpertemperatur, das Sexualverhalten
sowie für die Flüssigkeits- und Nahrungsaufnahme.

Psychische Probleme treten immer wieder auf, insbesondere
Ängste, Wahnvorstellungen, Schizophrenie, geistige Verwirrung, Albträume, Konzentrationsschwächen und Erinnerungs-
schwächen.

Zusammenfassung

Probleme in dieser Ernährungsgruppe sind vor allem auf ein
angsteinflößendes Umfeld, zum Beispiel auf Krieg und häusli-
che Gewalt, zurückzuführen. Genauso schwerwiegend ist die
wiederholte Entwertung der eigenen Intuition, aber auch das
Aus- und Kleinreden von medialen Wahrnehmungen besonders während der Pubertät durch die Eltern oder anderen Menschen aus dem sozialen Umfeld. Gerade in dieser Zeit starten
wir unseren eigenen individuellen Lebensweg. Wir probieren
vieles aus und lernen, wie wir unsere Bedürfnisse am besten
befriedigen. Wir wägen ab, was uns wichtig ist und beginnen,
für unsere Entscheidungen bewusst einzustehen und die Verantwortung zu tragen. In dieser Zeit fangen wir an, uns im Kontext
der Umwelt zu sehen und zu positionieren. Wir nehmen unse-

ren Körper bewusster wahr, formen zunehmend unseren Geist und beginnen, uns auch für Bereiche jenseits unseres dreidimensionalen Vorstellungsvermögens zu interessieren.

Eine emotionale Störung in diesem für uns nicht einfachen Lebensabschnitt behindert die Verschmelzung der einzelnen Bewusstseinsebenen, wodurch wir uns folglich immer getrennt, fraktioniert fühlen. Wir tun uns schwer, im Einklang mit der Natur zu leben, haben aber genauso ein Problem, uns spirituellen Fragestellungen zuzuwenden, da uns der Zugang zum Überbewusstsein, zur Seelenebene, unter Umständen verschlossen bleibt. Unser Intellekt, der sich besonders in dieser Zeit entwickelt, schafft es nicht, Kopf und Herz in Einklang zu bringen, damit beide an einem Strang ziehen und zusammen mit dem Überbewusstsein ein neues Verständnis von uns als Menschen formt.

Neben der körperlichen Entwicklung, die in diesem Lebensabschnitt mit großen Schritten voranschreitet, findet hier eine nicht minder große Entwicklung im geistigen Bereich statt. Wir öffnen uns für neues Gedankengut, beginnen uns selbst zu hinterfragen und uns einen Platz in dieser Welt zuzuweisen. Das Hier und Jetzt bekommt idealerweise einen wichtigen Stellenwert, d. h. wir sind auf die Gegenwart ausgerichtet, Vergangenheit und Zukunft verlieren an Bedeutung. Menschen, die auf dieser Ebene ausgeglichen sind, haben eine starke innere Vision, der sie folgen. Sie vertrauen ihr gleichermaßen wie ihrer Intuition und öffnen sich dieser Weisheit.

Praxisbeispiel – Tim

Tim ist Mitte 20 und Student der Betriebswirtschaft. Er hat das Gefühl, in einem Leben gefangen zu sein, das hauptsächlich von seiner Mutter bestimmt wird. Sein Vater hat sich das Leben genommen, als er noch ein Kind war. Tim macht einen sehr vom Verstand betonten, analytischen Eindruck. Ich habe permanent das Gefühl, dass er versucht zu antizipieren, welche meine nächste Frage an ihn sein wird und mit welcher Antwort er dann vor mir gut dastehen würde. Er hat anscheinend gelernt, eine Fassade aufzubauen, um das zu repräsentieren, was seine Mutter von ihm erwartet: ein Vorzeigekind, wie es die Öffentlichkeit gerne sehen möchte. Unangreifbar. Er hat Angst, verletzt zu werden, vor allem die Gunst der Mutter zu verlieren. Deshalb macht er auch alles für seine Mutter, die sein Leben bestimmt. Er versteckt seine Fähigkeit, Dinge übersinnlich wahrzunehmen, die seine zutiefst materialistisch ausgerichtete Mutter niemals verstehen würde. Tim kann mit seiner Mutter nicht einmal über die immer wiederkehrenden Albträume und Ängste sprechen, die ihn schon seit Jahren belasten. Allein die Tatsache, dass er wegen nervlicher Probleme in unregelmäßigen Abständen in ärztlicher Behandlung ist, lässt Tim bei seiner Mutter als schwächlich und nicht belastbar erscheinen. Dabei war schon im Kindesalter abzusehen, dass seine gesundheitliche Konstitution nicht die beste ist. Häufig litt er unter Mittelohrentzündungen. Tim empfindet sich insgesamt als nur wenig gesellschaftsfähig, weil er anscheinend einfach »anders« ist.

Tim studiert sogar Betriebswirtschaft, damit sich der Wunsch der Mutter erfüllt, dass ihr Sohn einmal einen gut bezahlten Job hat, mit dem ein gewisser Status verbunden ist und der ihn geachtet sein lässt. Eigentlich würde er lieber etwas ganz anderes machen. Es fällt ihm aber schwer, dies offen zuzugeben. Denn damit würde er unter Umständen die familiäre Geborgenheit aufs Spiel setzen.

Tim hat eine zierliche Figur. Dies liegt vor allem an der Größe der Essensportionen: immer nur ein bisschen. Essen ist für ihn nicht so wichtig. Das merkt man auch an der verhältnismäßig eingeschränkten Auswahl. Er mag einerseits Fleisch und Fisch, schätzt aber Sojaprodukte etwas mehr, so zum Beispiel Tofu. Sein Müsli isst er generell nur mit Sojamilch, denn mit herkömmlichen Milchprodukten kann er nicht viel anfangen. Vielleicht mal ein Stück Käse, aber mehr nicht wirklich. Es darf aber auch manchmal ein bisschen rustikaler und deftiger sein, zum Beispiel ein Brot mit Schinken oder Salami. Mit Fastfood wie Döner und Pizza kann er wenig anfangen. Nudeln und Reis hingegen stehen in jeglicher Darreichungsform groß auf seiner Speisekarte. Er liebt nämlich die italienische und asiatische Küche, da diese in der Regel nicht so schwer ist, dafür aber geschmacklich umso intensiver. Gemüse mag er nicht so ganz. Bestenfalls Brokkoli, Zucchini, Karotte und Erbsen kommen bei ihm, wenn überhaupt, nur gedünstet auf den Teller. Und auch beim Obst ist er sehr wählerisch: Apfel, Mandarinen, Nektarinen, Ananas und Mango, auf jeden Fall aber Beeren, egal welche. Kaffee und vor allem dunkle Schokolade gehen immer, jedoch alles nur in Maßen. Nur bei Suppen kennt Tim keine Grenzen.

Tim möchte am liebsten raus aus diesem Leben, das ihm kaum Luft zum Atmen gibt. Freiheit ist ihm sehr wichtig. Niemandem etwas beweisen müssen, niemandem Rechenschaft ablegen müssen. So sein zu können, wie er wirklich ist. Nicht mehr so alleine. Mit all seinen Fähigkeiten, die er bislang sehr gut vor anderen versteckt, weil er sie selbst etwas irritierend findet. Eigentlich empfindet er diese als Belastung. Er könnte sich vorstellen, mit Tieren zu arbeiten, zu reisen, soziale Projekte zu unterstützen oder sogar in der Entwicklungshilfe tätig zu werden. Es fehlt ihm aber der Mut und vor allem das Vertrauen in das Leben. Mut, etwas zu beenden, ohne zu wissen, wohin es gehen wird. Das zu machen, was er eigentlich möchte. Das Vertrauen darauf, dass er immer auf seine eigenen Füße fallen wird. In der jetzigen Form empfindet er sein Leben aber als bedeutungslos. Kein Ziel, keine Perspektive. Er sieht keinen Sinn in diesem Leben. Tim hat nichts, worauf er stolz ist. Er hat sein Leben in seiner eigenen Wahrnehmung vergeudet. Nichts getan, was sein Herz ihm geraten hat. Und das macht ihn traurig. Er flüchtet sich in eine von der Mutter gewünschte Intellektualität, passt sich an und gibt dadurch seine Eigenständigkeit komplett auf. Er lebt bislang das Leben von anderen Personen, sicherlich aber nicht sein eigenes.

Tim steht offenbar noch relativ am Anfang seines eigenen Weges. Er hat viele Verhaltensmuster und körperliche Symptome, die auf emotionale Themen in dieser Ernährungsgruppe hinweisen. Dabei sticht der Wunsch nach Selbstbestimmung, Selbstverwirklichung, der eigenverantwortlichen Gestaltung seines Lebens, seinem Leben einen Sinn zu geben, deutlich hervor.

Tim ist immer wieder hin- und hergerissen zwischen der materiellen Welt seiner Mutter, die von einer deutlichen Intellektualität geprägt ist, und Dem-sich-Öffnen für das, was sein Herz ihm sagt. Er spürt zwar immer wieder diese Spannung, ist aber noch nicht bereit, sich darauf einzulassen. Das Miterleben von Gewalt in seiner Kindheit über das Ableben seines Vaters hat ihm die Geborgenheit und Leichtigkeit genommen, die er brauchen würde, um sich voll auf sein eigenes Leben konzentrieren zu können. Dieser Vorfall hat seine kindliche Sicht vom Leben erschüttert, ihm viel Vertrauen in das Leben genommen. Er ist dadurch verletzlich, schwermütiger geworden.

Diese grundsätzlich noch immer vorhandene, aber mittlerweile verdeckte Leichtigkeit, dieses Anderssein, scheint aber relativ deutlich bei seinem Ernährungsverhalten durch. Essen hat keinen großen Stellenwert bei ihm. Er führt sich hauptsächlich das energetisch zu, was sein Körper braucht. Seine große Lust auf Beeren, Suppen und dunkle Schokolade weisen darauf hin, dass er gerade dabei ist, sich tieferen Erkenntnissen über das Sein zu öffnen, auch wenn er sich dies selbst noch nicht eingestehen möchte. Dieser Spagat zwischen der Welt seiner Mutter und dem, was er in sich fühlt, ist zeitweise einfach noch zu groß. Er hat das Bild des idealen Sohns, das ihm seine Mutter immer wieder vorgehalten hat, schon sehr gut übernommen. Der Körper lässt Tim aber über eine Vielzahl an Krankheiten wissen, dass dies alles nur auf seine eigenen Kosten geht.

Tim fehlt aktuell ein Ziel, für das es sich zu kämpfen lohnt. Er vermisst eine ganzheitliche Sichtweise. Wahrscheinlich könnte er diese erhalten, wenn er sich gegenüber seinen medialen Erlebnissen öffnen würde. Es wird also Zeit, dass sich Tim seiner Gabe bewusst wird und diese in sein Leben einbaut. Ein Leben, welches viele der künstlich aufgebauten Fassaden zu Fall bringen würde, die hauptsächlich aus Angst um die Liebe der Mutter errichtet wurden. Je mehr Tim beginnt, seinen eigenen Weg zu gehen, auf sein Herz zu hören und sich in den Dienst am anderen zu stellen, desto mehr wird er diese Liebe und Geborgenheit in sich selbst finden und sich letztlich selbst verwirklichen.

Ernährungsgruppe 7: Bewusstes Fasten

Ernährungsgewohnheiten

In dieser Ernährungsgruppe finden sich diejenigen Menschen, die auf dem Weg zur Selbsterkenntnis bereits sehr weit gegangen sind und jetzt nur noch die letzten Schritte setzen möchten.

Wenn wir uns in der Ernährungsgruppe 6 bereits auf das Wesentliche reduziert haben, so wird selbst das noch in der Ernährungsgruppe 7 eingeschränkt. Eine physische, stoffliche Ernährung, wie wir sie im Alltag kennen, findet hier so gut wie gar nicht mehr statt. Diese Menschen, die mit sich im Reinen sind, greifen nur noch auf reine Energie als Ernährung zurück. Mit Meditation und anderen Praktiken, die zur Selbsterkenntnis verhelfen, haben sie ihren Körper so weit verändert, dass sie kaum mehr physische Nahrung benötigen. Es gibt medizinische Untersuchungen von Menschen, die scheinbar seit Jahren oder gar Jahrzehnten keine Nahrung mehr als solche zu sich genommen haben. In extremen Fällen wurde dabei anscheinend sogar auf Wasser verzichtet. Die Ergebnisse solcher medizinischen Untersuchungen konnten bislang aber weder bestätigt noch widerlegt werden, weshalb sie wissenschaftlich nicht anerkannt sind.

Die extremen Asketen nehmen oftmals die für das Leben benötigte Energie aus dem Sonnenlicht und vom sie umgebenden Sauerstoff. Sie leben von der Liebe, die sie in sich selbst entdecken oder die ihnen von ihrem Umfeld zuteilwird. Diese Menschen leben meistens sehr abgeschieden und zurückgezogen. Vor allem in sich selbst zurückgezogen. Ihr Tagesablauf besteht hauptsächlich aus Meditation, innerer Ruhe und Beten. Gebete scheinen eine sehr bedeutende Rolle einzunehmen. Selbst Wasser ist als Nahrung nicht mehr so wichtig, das in extremen Fällen ebenso durch Energienahrung, wie sie es selbst nennen, substituiert wird.

Nur ganz selten trifft man auf solch beeindruckende Menschen, die diesen Weg der Selbstbesinnung bereits derart weit gegangen sind. Aber auch Menschen, die erst begonnen haben, diesen Weg bewusst zu beschreiten, kommen nicht oft vor. Selten finden sie den Weg in meine Praxis, um mehr über sich herauszufinden. Solchen Menschen kann ich kaum helfen, Zugang zu sich oder gar nur zu Teilaspekten von sich zu finden. Nur in Ausnahmefällen ist das der Fall und dabei nur auf ein kleines Thema ihrer Reise beschränkt. Diese Menschen sind bei Weitem nicht so asketisch wie die zuvor beschriebenen, aber auch sie wenden sich zunehmend von der Nahrung ab, wie wir sie alltäglich vorfinden. Fasten ist ein wesentlicher Bestandteil ihrer »Ernährung«. Fasten, um den Körper zu reinigen, um klarere Gedanke fassen zu können. Fasten, um sich noch tiefer in sich zurückziehen zu können, um noch bewusster zu leben. Wenn diese Menschen Nahrung zu sich nehmen, dann ausschließlich pflanzlich und ohne Ausnahme rein biologisch. Je einfacher die Nahrung, je ursprünglicher und unbehandelter, desto besser. Zusatzstoffe wie Farbstoffe, künstliche Aromen, chemische Geschmacksverstärker, Konservierungsstoffe, Säuerungsmittel, Antioxidantien, Emulgatoren, Süßstoffe oder Verdickungsmittel werden weitestgehend bis komplett weggelassen. Stilles Wasser ist und bleibt dabei aber oftmals noch der zentrale Bestandteil einer physischen Ernährung.

Emotionales Befinden

Diese Menschen haben im Idealfall ihre Mitte bereits gefunden oder sind auf dem Weg der Transzendenz schon einen großen Schritt weitergekommen. Hier dreht sich alles um die Selbsterkenntnis, die universelle Identität. Hier finden wir Themen wie universelles Bewusstsein, Einheit, Einfühlung und Autorität.

Solche Menschen sind in der Lage, die Trennung zwischen dem inneren Sein und dem äußeren Leben für sich selbst aufzuheben. Ihr individuelles Ich wird letztlich zum universellen Ich, d. h. sie leben eine Einheit mit allem Sein. Alles ist Resultat des eigenen Bewusstseins, des allgegenwärtigen reinen Seins. Sie haben einen totalen Zugang zu ihrem Unterbewusstsein, zum Unbewussten sowie zum persönlichen und universellen Überbewussten. Diese Menschen stehen in Verbindung mit der kosmischen Energie, ihrem höheren Selbst und der geistigen

Welt. Sie zeichnen sich durch eine treffsichere Intuition, Vorahnungen und ein tiefes spirituelles Verständnis aus. Sie leben eine universelle Ethik, die jenseits des menschlichen Verständnisses von Moral und Ethik steht.

Solche Menschen werden von ihrem Umfeld als erleuchtet wahrgenommen und dementsprechend verehrt. Sie haben ein sehr gutes Verständnis für den Sinn des Lebens allgemein und für ihr Leben im Speziellen. Sie folgen der Bestimmung, sind bereit, vollkommen loszulassen und der Selbstverwirklichung immer näher zu kommen. Diese Menschen zeichnen sich durch ihre Einfühlsamkeit, eine weitgehende Toleranz, einen tiefen inneren Frieden, Aufgeschlossenheit, Weltoffenheit und Vorurteilslosigkeit aus. Es umgibt sie Stille bzw. das Bedürfnis anderer Leute, in ihrer Gegenwart ruhiger zu werden.

Sie haben großes Gottvertrauen, eine tiefgehende Gotterkenntnis, die deutlich über das hinausgeht, was Religionen lehren. Sie erkennen die göttliche Autorität bedingungslos an und beginnen, sich dieser anzunähern. Es findet eine tiefe Hinwendung zum Transzendenten statt, ohne dabei missionarisch zu wirken. Ihr Leben ist bereits Vorbild genug für andere.

Menschen hingegen, die auf dieser Ebene noch emotionale Probleme haben, versuchen je nach Grad ihrer Selbsterkenntnis, einige der eben beschriebenen Elemente in ihr Leben zu integrieren, im Extremfall negieren sie diese aber auch komplett. Ihnen fehlt meistens schlicht der Glaube an das Leben. Sie fühlen sich getrennt, können aber schwer beschreiben, wovon genau. Sie haben ein mangelndes Urvertrauen, dass es das Leben gut mit ihnen meint und für sie sorgt. Sie verneinen bis zu einem gewissen Grad ihre eigene Schöpferkraft und damit einhergehend auch teilweise die Verantwortung für ihr eigenes Leben.

Diese Menschen sind entweder noch in der materiellen Welt verhaftet, oder sie neigen zu einer Realitätsflucht mit Überbetonung der religiösen oder spirituellen Hinwendung. In beiden Fällen klammern sie sich fest an etwas, anstatt das Leben fließen zu lassen. Sie versuchen, ihr Leben in eine Richtung zu steuern, die nicht ihrem wahren Wesenskern entspricht. Tief sitzende Ängste vor dem Leben und das Gefühl, alleine bzw. getrennt zu sein, sind hier oftmals die Ursachen.

Menschen, die noch mehr in der materiellen Welt verhaftet sind, gehen noch weitere Schritte darüber hinaus. Diese Personen haben meist ein recht starres Glaubenssystem, durchaus auch geprägt von spirituellem Zynismus. Sie neigen dazu, die mögliche Über-Intellektualisierung der Ernährungsgruppe 6 hier auf die Spitze zu treiben. Dadurch werden sie zunehmend unfähiger, Entscheidungen zu treffen. Dies führt folglich zu einer geistigen Erschöpfung und Energielosigkeit, die sich zu einer allgemeinen Apathie entwickeln kann und unter Umständen in einem Gefühl der Isolation endet.

Entweder ergeben sich diese Menschen diesem Zustand, oder sie richten ihre Wut und Verzweiflung auf die eigene Situation nach außen. Erstere verspüren dann oftmals einen Mangel an Lebensfreude und sehen sich selbst in einer existenziellen Sinnkrise. Sinnlosigkeit, eine starke Verunsicherung und Ziellosigkeit, ein Gefühl von Mangel, Leere und Unzufriedenheit sowie von Trauer bestimmen zunehmend den Alltag. Diese tiefe Orientierungslosigkeit und innerliche Einsamkeit lässt sie oftmals den Weltschmerz auf ihren Schultern tragen, was letztlich die Frustration noch größer werden lässt. In dieser Situation begeben sich diese Menschen entweder in eine Spirale, die sie immer weiter nach unten treibt, oder sie werden wütend auf ihr Leben und ihre Situation. Sie folgen also der zweiten Gruppe von Menschen, die den Umweg über die innere Leere übersprungen haben.

Die Menschen dieser zweiten Gruppe sind unwillig oder unfähig, eine Veränderung herbeizuführen und suchen daher nach Schuldigen für ihre Situation, die sie nicht mehr ertragen. Sie werden zunehmend unehrlicher – sich selbst und anderen gegenüber. Dekadenz, Geiz, Dominanz und Zynismus bestimmen oft ihren Alltag. Sie leiden unter Gemütsschwankungen und versuchen, ihre Frustration mit immer noch mehr Wut und Überheblichkeit zu kompensieren. Letztlich begeben sich auch diese Menschen in eine Spirale nach unten.

Egal für welchen Weg sich diese Menschen entschieden haben: Meistens haben sie Angst, zumindest aber einen gehörigen Respekt vor der spirituellen Welt und vermeiden weitgehend die Verbindung zu ihr. Deshalb haben sie auch panische Angst vor dem Tod. Allein der Gedanke daran lässt sie schier noch mehr verzweifeln, als sie es ohnehin schon sind.

Im Falle einer zu starken Hinwendung zum Spirituellen oder Religiösen ist oftmals eine Entfremdung vom eigenen Körper feststellbar. Diesen Menschen fehlt die Erdung, sie haben das Gefühl der Entwurzelung. Sie gehen voll in der religiösen oder spirituellen Hinwendung auf. Sie haben ein zunehmendes Desinteresse am weltlichen Dasein, sind sogar bereit, ihr eigenes Ich aufzulösen, nur um eins mit allen Sein werden zu können. Aufgrund dieser Sucht nach Spirituellem bzw. ihrer Religion sind diese Menschen der Realität oftmals schon weit entrückt. Sie sind sich dieser Realitätsflucht aber meistens nicht bewusst, da sie das Leben, das sie selbst so führen, als Ideal ansehen – für sich und andere.

Manchmal treffen auch beide Typen in einer Person zusammen. Diese geben sich dann betont spirituell und legen auch größten

Wert darauf, entsprechend von ihrem Umfeld wahrgenommen zu werden. Nicht ein innerer Rückzug und eine demütige Hinwendung zu Höherem finden statt, sondern vor allem das bewusste Setzen von Zeichen nach außen, damit die eigene Person in der eigenen und äußeren Wahrnehmung vermeintlich erhöht wird. Mittels Meditation und anderen kontemplativen Praktiken versuchen sie, ihrem eigenen Bild von sich selbst und dem, was es vermeintlich bedeutet spirituell zu sein, zu entsprechen. Damit wollen sie andere Menschen von sich beeindrucken. Diese Menschen verstecken sich gerne hinter der Maske der Esoterik und zeigen unter Umständen bereits Guru-hafte Züge. Aber eigentlich versuchen sie dabei meist nur, ihre eigenen Minderwertigkeitsgefühle und Orientierungslosigkeit zu überspielen. Sie akzeptieren nur eingeschränkt andere Meinungen, vor allem kritische Stimmen, da die eigene Sichtweise stets als spirituell erfahren angesehen wird. Diese Personen postulieren zwar gerne nach außen, dass sie selbst noch auf dem Weg sind, haben aber innerlich oftmals bereits ein anderes Selbstverständnis. Sie fühlen sich daher anderen Menschen überlegen, da diese die einzige Wahrheit noch nicht gefunden haben. Das manchmal elitär wirkende Auftreten dieser Menschen wird durch den Besuch von Seminaren und Fortbildungskursen verstärkt. Letzten Endes dient alles jedoch nur dazu, die eigenen Unsicherheiten und Unzulänglichkeiten vor sich selbst und anderen zu verstecken.

Beide Typen von Menschen, sowohl diejenigen, die in der materiellen Welt verhaftet sind, als auch diejenigen mit einer Überbetonung der religiösen Hinwendung, haben meist eine schwierige Beziehung zum eigenen Vater sowie zu Personen in höheren Hierarchiestufen. Dazu kann auch die eigene Mutter zählen, wenn diese eine überaus dominante und vereinnahmende Stellung im Leben der jeweiligen Person hat.

Körperliche Zuordnung

Jegliches emotionale Ungleichgewicht äußert sich besonders im mittleren und oberen Kopf. In dieser Ernährungsgruppe gibt es aber weniger lokale körperliche Probleme. Bei gesundheitlichen Schwierigkeiten ist meistens der gesamte Organismus betroffen.

Das Hauptorgan, das in dieser Ernährungsgruppe unter emotionalen Problemen leidet, ist das Gehirn. Dabei sind insbesondere das Großhirn, das Mittelhirn, die Großhirnrinde sowie das Zentralnervensystem betroffen. Multiple Sklerose, Nervenleiden jeglicher Art, Lähmungen, Taubheitsgefühl in bestimmten Körperregionen, Parkinson-Syndrom, Autismus, Psychosen, Senilität, Demenz und Schlaganfälle häufen sich in dieser Gruppe. Aber auch regelmäßig wiederkehrende Migräne, Kopftumore, Koma, Schleudertraumata, regelmäßige Schwindelanfälle, Immunschwächen, Glatzenbildung sowie eine Licht- und Geräuschempfindlichkeit sind oftmals auf Ursachen in dieser Ernährungsgruppe zurückzuführen.

Das Gleiche gilt für die meisten Geistes- und Nervenkrankheiten wie Persönlichkeitsspaltung, Gedächtnisverlust und Alzheimer-Erkrankung.

Abgesehen von einer regelmäßig wiederkehrenden Migräne lassen sich Kopfschmerzen auch hier eindeutig zuordnen. Es sind vor allem der Scheitelbereich oder gleich der gesamte Kopf betroffen. Aber auch der Halswirbel (C1) kann als Verursacher in Frage kommen, wobei dieser auch für andere Probleme in dieser Ernährungsgruppe zuständig sein kann. Während Augenleiden hauptsächlich in der Ernährungsgruppe 6 zu finden sind, sind schwere, oftmals von Geburt an bestehende Augenschäden in dieser Gruppe zu finden.

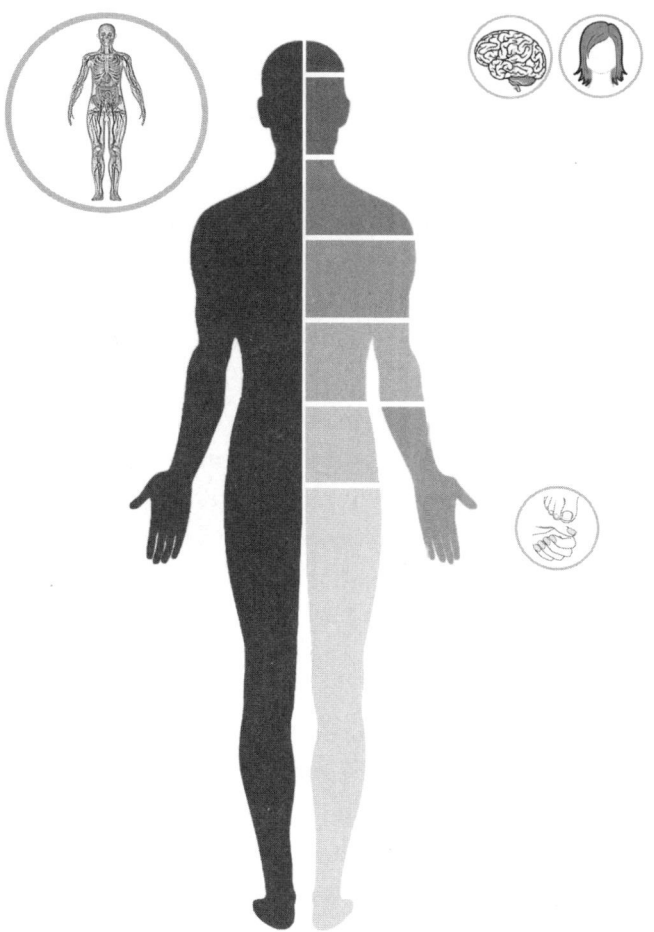

Zuordnung der wichtigsten Organe und Körperbereiche
Ernährungsgruppe 7

Auch Knochenleiden, die nicht lokal isoliert sind, sondern den Körper als Gesamtsystem betreffen, haben ihre Ursache meistens in dieser Ernährungsgruppe. Nägelkauen weist meistens auf Probleme mit dem Vater bzw. der Vaterfigur hin. Obwohl die Nägel eigentlich der Ernährungsgruppe 1 zugeordnet sind, gehört das Kauen der Nägel in diese Gruppe. In diesem Fall ist es überaus hilfreich, sich mit dem Vater und vor allem mit dem eigenen Problem, das auf den Vater projiziert wird, auseinanderzusetzen. Immer wieder findet man dieselbe Ursache auch bei entstehender Glatzenbildung im Kopfbereich.

Für hormonelle Themen ist in dieser Ernährungsgruppe vor allem die Zirbeldrüse, auch Epiphyse genannt, zuständig. Sie reguliert den Schlaf-Wach-Rhythmus, weshalb viele Einschlaf- und Durchschlaf-Störungen auf emotionale Themen in dieser Gruppe zurückzuführen sind.

Zusammenfassung

Das tiefe, innere Gefühl, dass wir mehr sind als nur dieser Körper, haben wir Menschen von Geburt an. Es liegt meistens an unserem Umfeld, dass wir dies stärker oder weniger betont erkennen und leben. Wir versuchen, dies entweder mittels Intellektualisierung zu verleugnen, oder über religiöse Rituale mehr oder weniger krampfhaft, ein tieferes Gefühl für uns selbst wiederzuerlangen. Das ist aber meistens von Anfang an zum Scheitern verurteilt. Es bedarf der Stille, der Ruhe, der Hinwendung zu sich selbst, diese feine, leise Stimme in sich wahrzunehmen. Keine äußeren Mittel sind in der Lage, uns dieser Selbsterkenntnis näherzubringen. Und diese Lektion müssen Menschen mit Problemen in dieser Ernährungsgruppe oftmals wieder lernen. Eine Erkenntnis, die wir eigentlich schon von Geburt an hatten und bei Kindern immer wieder beobachten können.

War die Mutter in der Ernährungsgruppe 1 die Hauptbezugsperson, so ist es nunmehr der Vater. Wie Yin und Yang, Erde und Himmel, unten und oben schließt sich hier der Kreis. Beide Aspekte, beide Ernährungsgruppen bilden eine Klammer um alle Ernährungsgruppen herum. Die Mutterliebe auf der einen Seite und die Gottesliebe auf der anderen Seite – es sind zwei Seiten ein und derselben Medaille, die sich gegenseitig bedingen. Menschlich und spirituell. Die Liebe bleibt eins.

Praxisbeispiel – Stefanie

Stefanie ist Mitte 40 und arbeitet als angestellte Orthopädin. Es mangelt ihr an Vertrauen in sich selbst. Seit Jahren bekommt sie in unregelmäßigen Abständen Angst- und Panikattacken, weshalb sie schon in über 80 Psychotherapie-Sitzungen behandelt wurde. Eine wirkliche Verbesserung hat sie nach eigenen Angaben bislang noch nicht festgestellt. Auch an ihrer regelmäßig auftretenden Migräne hat sich dadurch nichts geändert. Darüber hinaus ist bei ihr Burnout diagnostiziert worden. Deshalb wurde sie für ein paar Wochen von ihrem behandelnden Arzt aus dem Verkehr gezogen. Das war ein Riesenschritt für sie, zumal ihr Job an erster Stelle steht, auch wenn er nicht ihren wahren Interessen entspricht. Es ging aber nicht mehr anders, das muss sie zähneknirschend zugeben. Ihre Leberwerte und die Bauchspeicheldrüsenwerte lagen bereits jenseits der noch tolerierbaren Laborwerte, und ihr Schlafverhalten hatte sich zunehmend verschlechtert.

Stefanie ist sehr pflichtbewusst und auf Funktionieren getrimmt. Die finanzielle Sicherheit hat dabei oberste Priorität. Weder ihr Arzt noch ihre Kollegen können verstehen, warum sie es ablehnt, Medikamente zu nehmen. Irgendetwas in ihr fühlt sich aber nicht gut an beim Gedanken, sich von Medikamenten abhängig zu machen. Nicht einmal für ihren Job. Auch wenn dadurch die Ängste und Sorgen bleiben.

Stefanie hat Schwierigkeiten, eine Freundin zu finden. Es fällt ihr zwar nicht schwer, Kontakte zu knüpfen, sie hat aber keine Lust auf oberflächliche Konversationen. Sie hat einfach bislang noch niemanden gefunden, bei dem sie so sein kann, wie sie sich fühlt. Das erwartet sie aber sowohl von ihrer Beziehung mit ihrem Partner als auch von Freunden. Mit Ausnahme von ihrem Partner hat aber anscheinend niemand wirkliches Interesse daran. Daher diese Sehnsucht und das Gefühl, nicht wirklich dazuzugehören. Oftmals fühlt sie sich klein, unbedeutend und machtlos. Sie kann sich dann selbst nicht akzeptieren, schottet sich ab und zieht sich zurück.

Stefanie legt Wert auf hochqualitatives Essen. Bevor sie etwas in sich hineinschlingt, das ihr nicht zusagt, lässt sie es lieber liegen. Bio muss auf jeden Fall sein. Das ist sie sich selbst und auch der Natur schuldig. Sich aber deshalb rein vegetarisch oder gar vegan zu ernähren, findet sie übertrieben. Sie achtet darauf, woher die Nahrungsmittel kommen und dass die Qualität stimmt. Ihrer Meinung nach schmeckt man es, wenn das Tier oder die Pflanzen gelitten haben – auch wenn sie mit dieser Meinung in ihrem Umfeld ziemlich alleine dasteht. Sie hat viel Respekt vor dem Leben und der Natur. Man muss ja auch nicht jeden Tag tierische Produkte auf dem Teller haben. Dafür gibt es viel zu viele andere Nahrungsmittel, die sie gerne isst. So ist ihr zum Beispiel Obst sehr wichtig. Ananas, Papaya, Banane, Apfel, Aprikose und alle Arten von Beeren isst sie besonders gerne. Sie kann sich gar nicht vorstellen, auch nur einen einzigen Tag ohne Früchte auszukommen. Oder Blattsalate und Gemüse, wobei diese nicht den gleichen hohen Stellenwert genießen wie Obst. Bei Gemüse isst sie das, was gerade Saison hat. Zucchini, Kartoffeln und Karotten sind aber immer dabei.

Dazu mag sie am liebsten Reis oder Nudeln. Walnüsse, Haselnüsse und Mandeln müssen aber immer zu Hause vorrätig sein, genauso wie Sonnenblumen- und Kürbiskerne. Mit diesen garniert sie ihre Salate oder isst sie gerne einfach mal a s Snack zwischendurch. Sie hat zwar keine Probleme mit Fetten, aber sie mag nicht zu schweres Essen. Dennoch darf es auch ab und zu ein Schmalzbrot sein. Oder ein frisches Brot extra dick mit Butter bestrichen. Nicht oft, aber dann muss es einfach mal sein. Mit fettreduzierten Sachen kann sie nichts anfangen. Lieber so, wie es die Natur von sich aus vorgesehen hat. Schmeckt ja auch besser, me nt sie.

Stefanie bezeichnet sich selbst nicht wirklich als Süßmaul. Kekse ja, auch am liebsten selbstgemachte Marmelade aus dem eigenen Garten auf das Frühstücksbrot. Sie hat für sich festgestellt, dass Obst einfach gut ist. Das Gefühl, sich einschränken zu müssen, hat sie nicht. Und genauso unkompliziert verhält es sich auch bei den Getränken. Kaffee am Morgen, am Tage gerne Tees, am liebsten aber einfach nur stilles Wasser. Empfindet sie asketisch zu leben? Nicht wirklich. Sie gönnt sich ja genau das, was ihr schmeckt und guttut. Warum sollte sie also hier etwas ändern?

Stefanie hat das Gefühl, wie an einer Wand zu stehen, gefesselt zu sein, sich nicht befreien zu können. Irgendwie hat sie aufgegeben. Da ist diese innere Leere. Ihr Leben erscheint ihr sehr kahl, wie ein moderner Betonbau. Man kann dies auch in ihren Augen ablesen. Sie ist nie zufrieden und hat manchmal das Gefühl, nicht hier sein zu dürfen. Sie empfindet sich zwar als gläubig, auf keinen Fall aber als religiös, und tut sich auch schwer, das Jenseitige mit dem Diesseitigen im Alltag zu verbinden.

Und da ist noch diese aufgestaute Wut, dass sie sich einengen und deckeln lässt, sich selbst diese Fesseln anlegt, sich selbst kasteit, nicht frei atmen kann. Wut, die sich nicht nur gegen sich selbst, sondern auch gegen ihre Eltern richtet. Diese haben niemals die Schreie von Stefanies Seele nach Liebe gehört, sondern erachten Erfolg nach wie vor als das Wichtigste im Leben. Ihre Eltern haben sich angeblich nie ihrer Tochter gegenüber geöffnet. Es fällt Stefanie daher schwer, an die Liebe zu glauben. Auch wenn sie mit ihrer Aufopferung für ihren Job versucht, sich die Liebe der Eltern zu erkaufen und ihr eigenes Selbstwertgefühl aufzupeppen. Stefanies Tante war angeblich anders, sie ist aber schon sehr früh verstorben. Als Kind durfte sie aber nicht mit zur Beerdigung. Tränen kommen bei Stefanie hoch. Sie weiß, dass ihre Tante immer um sie herum ist und ihr hilft. Hat sie diesen Verlust nach all den Jahren wirklich schon verarbeitet?

Sie lacht zu wenig, strahlt schon seit Jahren nicht mehr. Sie hat nie wirklich auf sich selbst gehört oder dem nachgegeben, was ihr das Herz sagt. Eigentlich hat sie sich selbst nie wichtig genommen oder sich für die Dinge des Lebens geöffnet. Ganz im Gegenteil, sie hat sich selbst immer wieder klein machen lassen. Sie war nie wirklich frei, frei von Pflicht, Gehorsam und Unterwürfigkeit. Sogar für ihre wahre Leidenschaft, die Musik, war sie nach eigenen Worten immer zu faul. Sie erinnert sich, dass ihr aber gerade die Musik immer Selbstvertrauen gegeben hat.

Stefanie muss für sich die Fragen klären: Wer bin ich eigentlich? Was ist der Sinn meines Lebens, was will ich selbst erreichen, was ist mir selbst wichtig?

Stefanie dreht sich im Kreis, weil sie sich einerseits dem Weltlichen so sehr zuwendet und andererseits aber in sich spürt, dass ihr das nicht die Erfüllung gibt, die sie sucht. Ihre Schritte in Richtung mehr Spiritualität, ein Auseinandersetzen mit dem eigenen Wesenskern, ohne dabei ins Religiöse abdriften zu müssen, sind noch sehr zaghaft. Ein Abweichen von dem, was sie bereits als Wahrheit empfindet, ist aber nicht mehr möglich.

An ihrer Ernährung erkennt man, dass sie die meisten Ernährungsgruppen bereits hinter sich gelassen hat. Ihre Ernährung ist über alle Gruppen schon sehr ausgewogen. Es gibt kaum Spitzen in der einen oder anderen Gruppe, die besonders herausstechen. Sie präferiert leichte Speisen wie Obst und Gemüse, Genuss ist ihr dabei aber keineswegs fremd. Ein Genuss ohne Reue ist ihr besonders wichtig, da der Respekt vor dem Leben und der Natur ihr eigenes Leben bestimmt – auch wenn sie dieselben Maßstäbe noch nicht ausreichend für sich selbst ansetzt. Essen dient Stefanie hauptsächlich zum Erhalt der körperlichen Funktionen. Sie versteht aber noch nicht, die dadurch frei gewordenen Energien für ihr eigenes Leben einzusetzen. Ein Leben, das Sinn für sie macht und Einsfühlen lässt mit allem. Im Moment kanalisiert sie alles in ihren Job, der ihre Orientierungslosigkeit, Unzufriedenheit und innerliche Einsamkeit noch weiter befeuert. Alles nur wegen der Wut und fehlenden Geborgenheit im Elternhaus, die sie mittels finanzieller Sicht auszugleichen versucht.

Stefanie beginnt zu verstehen, dass sie ihre Richtung ändern muss, mehr Eigenverantwortung übernehmen sollte. Ihre körperlichen Beschwerden sind alles nur Hinweise, dass sie noch zu kopflastig ist und zu wenig für sich selbst unternimmt, das Leben noch nicht so lebt, wie es ihren Bedürfnissen und vor allem ihrem Wesenskern entspricht. Es wird zunehmend wichtiger, dass sie ihrem Inneren vertraut – alles andere ist zweitrangig.

Sie muss sich noch mehr mit der Natur verbinden, die ihr ohnedies so viel bedeutet. Zeit mit sich alleine verbringen, um herauszufinden, was wirklich ihr Weg ist und wer sie selbst eigentlich ist. Ängste und Sorgen nicht mehr an die erste Stelle stellen. Sich führen lassen von ihrem Herz und einer höheren Macht, an die sie glaubt. Täglich meditieren, um dort die Ruhe, die Liebe und den Frieden zu finden, die sie so dringend braucht. Vor allem aber ihrer Intuition vertrauen. Endlich Entscheidungen für sich selbst treffen und diese dann leben, mit allem Vertrauen in sich selbst.

Ernährung und Krankheiten

Wenn unsere Emotionen über einen längeren Zeitraum deutlich unterdrückt werden und ein Ausgleich über Ersatzbefriedigungen nicht hinreichend stattfindet, beginnen diese, unruhig zu werden und um Hilfe zu rufen. Dieser Hilferuf verfolgt den Zweck, nun endlich die erforderliche Aufmerksamkeit von der betreffenden Person zu bekommen. Ähnlich wie bei Heißhungerattacken und der Lust auf bestimmte Nahrungsmittel benutzen die Emotionen auch hier wieder den Körper als Botschafter.

Krankheit als Eskalationsstufe

Jetzt geht es aber nicht um geschmackliche Vorlieben, sondern um die Entwicklung von körperlichen oder psychischen Symptomen. Dies können Krankheiten, Schmerzen oder psychische Beschwerden sein. Die Ausprägung von Symptomen findet aber stets zusätzlich zur weiteren Nachfrage nach Ersatzbefriedigungen statt und ersetzt diese in keinem Fall. Krankheiten sind nach meiner langjährigen Erfahrung nichts anderes als ein weiterer Eskalationsschritt unserer Emotionen, um auf eine emotionale Schieflage hinzuweisen. Je schwerwiegender das Symptom, desto größer also das emotionale Defizit.

Die folgende Grafik verdeutlicht, dass wir uns immer entlang eines Dreiecks bewegen, das oben offen ist, also eher ein V darstellt. Die Emotionen stehen dabei im Mittelpunkt und setzen die Ernährung als Ersatzbefriedigung ein. Erst in Folge greifen die Emotionen auf körperliche oder geistige Symptome zurück,

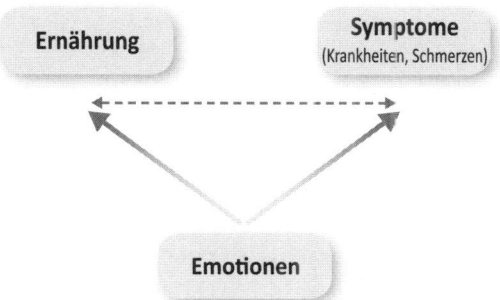

um noch deutlicher auf sich aufmerksam zu machen. Die Grafik illustriert aber auch deutlich, dass es keine direkte Beziehung zwischen der Ernährung und den Krankheiten gibt, sondern die Emotionen der eigentliche Dreh- und Angelpunkt sind.

Bislang gehen die meisten Mediziner und Ernährungswissenschaftler davon aus, dass es einen unmittelbaren und ursächlichen Zusammenhang zwischen Ernährung und Gesundheit bzw. Krankheit gibt. Diese Annahme ist richtig, solange wir den Körper isoliert betrachten. Wir beginnen aber zu erkennen, dass eine solche direkte Beziehung gar nicht besteht, vor allem, wenn wir den Menschen in seiner Gesamtheit und somit auch seine Emotionen mitberücksichtigen. Krankheiten sind dann keine Folge mehr einer minderwertigen, einseitigen oder falschen Ernährung, sondern die Auswirkung einer anderweitig nicht mehr kompensierbaren, anhaltenden Missachtung unserer eigenen emotionalen Bedürfnisse. Es besteht somit eine indirekte Beziehung zwischen unserer Ernährung und unseren körperlichen Beschwerden und zwar ausschließlich über unsere Emotionen.

Die Präferenz für eine bestimmte Nahrung und körperliche oder geistige Symptome sind also stets Anzeichen für eine Nichtbeachtung von damit verbundenen Emotionen. Beide Themen haben somit die gleiche Wurzel, aber zwei verschiedene Ausprägungen. Natürlich können wir versuchen, Ausprägungen zu bekämpfen, doch werden diese immer wiederkommen, solange sich die zugrundeliegende Energie nicht verändert hat. Dies ist vergleichbar mit Unkraut, das immer nachwächst, solange wir es nicht mitsamt der Wurzel entfernen. Da können wir noch so viele Diäten. Wir können uns nach immer anderen Ernährungsgesichtspunkten orientieren, dennoch werden wir die emotionalen Ursachen damit nicht befriedigen. Ganz im Gegenteil, wir werden das eigentliche Problem dadurch nur noch verschärfen, da wir dem eben aufgezeichneten Dreieck die Komponente der Ersatzbefriedigung weggenommen haben.

Wir können auch Krankheiten isoliert betrachten und versuchen, diese schulmedizinisch mittels Medikamenten, Homöopathie, alternativen Maßnahmen, Operationen oder welche Ihnen auch immer angenehme Therapieform zu behandeln und zu heilen. Jeder Einzelne von uns, ja, wir alle sind Weltmeister darin, nicht auf unsere Emotionen zu achten, diese zu ignorieren oder gar zu unterdrücken. Warum also nicht auch gleich unsere körperlichen oder psychischen Beschwerden ignorieren oder mittels äußerer Verfahren auf sie einzuwirken oder zumindest zu unterdrücken? Wir wären dabei einfach nur konsequent in unserem Vorgehen. Und genau diese Konsequenz hat uns in die Situation gebracht, in der wir uns als kranker Mensch jetzt befinden. Wenn wir also den eingeschlagenen Weg weitergehen, wird leicht ersichtlich, dass das Endergebnis mit einer, unter Umständen im wahrsten Sinn des Wortes, fast tödlichen Präzision vorhersagbar ist.

Die erwähnten Therapieformen mögen eine durchaus medizinisch notwendige und absolut sinnvolle Akutbehandlung darstellen und Linderung bringen, aber die emotionale Wurzel des Übels entfernen sie dadurch nicht wirklich. Selbst wenn be-

stimmte Symptome komplett verschwinden, ist das zugrundeliegende Netzwerk der brachliegenden Emotionen immer noch
intakt. Ähnlich wie bei Pilzen im Wald. Die Fruchtkörper können wir zwar entfernen, aber selbst nach Jahren werden sie
immer wieder nachwachsen. Wir beseitigen durch dieses auf
äußeren Maßnahmen beruhenden therapeutische Vorgehen
vielleicht ein Symptom. Unsere Emotionen merken aber, dass
wir ihnen dadurch eine Tür der Kommunikation nach außen
zugemacht haben. Wie auch Wasser sich immer wieder neue
Wege sucht, um fließen zu können, werden sich unsere Emotionen nach kurzer Zeit eben anderweitig wieder zu Wort melden.
Wir wundern uns dann, warum die anscheinend besiegt ge-
glaubte Krankheit nun erneut, an anderer Stelle oder unter Umständen sogar in einer ganz anderen Form, wieder ausbricht.

Was passiert aber eigentlich genau in dieser Zeit, nachdem
ein Symptom erfolgreich bekämpft worden ist, aber dann in
einer anderen Form wiederkommt? Die Ersatzbefriedigungen
werden jetzt ganz besonders strapaziert. Haben wir beispielsweise bislang schon viele Kohlenhydrate gegessen, werden wir
nun noch mehr auf diese zurückgreifen. Unter Umständen fangen wir sogar an zu rauchen oder laufen täglich in das Fitnessstudio. Wir ersetzen also ein Symptom durch ein anderes. Die
zugrundeliegende Ursache, die Unterversorgung von Emotionen, bleibt aber stets die Gleiche.

Wir haben nichts gewonnen, unter Umständen haben wir
sogar noch weiter Zeit verloren. Unsere Emotionen formulieren womöglich den erneuten Hilfeschrei noch deutlicher und
kräftiger, um sicherzustellen, dass dieser von uns eher wahrgenommen wird und entsprechende Reaktionen nach sich zieht.
Wir begeben uns also in eine Spirale. Der Körper hört niemals
auf, mit uns zu kommunizieren, sondern wird einfach immer
lauter. Anders ausgedrückt: Die Schwere der körperlichen oder

geistigen Symptome nimmt zu. Die letzte Stufe, die unser Körper zündet, ist Krebs. Sie glauben gar nicht, wie viele Leute selbst diesen Hinweis noch ignorieren.

Krankheit als Botschaft

In der westlich geprägten Schulmedizin gilt Krankheit als ein allgemeiner Begriff, der unabhängig vom Patienten auftreten, getrennt werden und bestehen kann. Dies bedeutet, dass die Ursachen von Symptomen zumeist im Außen zu suchen sind, wodurch es zu einem Fokus auf Technik und Medikamente kommt. Dieser Ansatz führt zu einer weitgehenden Entpersonalisierung der Medizin, in der ein Patient fast immer als Opfer äußerer Widrigkeiten verstanden wird. Die Eigenverantwortung spielt daher meist nur eine nachgeordnete Rolle.

In der Traditionellen Chinesischen Medizin, im Ayurveda (der hinduistischen Schulmedizin) und in manchen alternativen Heilmethoden hingegen kann Krankheit nicht von der Person, in der sie auftritt, getrennt werden. Krankheit ist immer individuell. Jedes einzelne Symptom kann daher nur in seiner Relation zum Ganzen verstanden werden. Fühlt sich eine Person unwohl, so weisen die Krankheitszeichen auf ein körperliches Ungleichgewicht hin, das auch in anderen Aspekten des Lebens und Verhaltens zum Ausdruck kommt.

Diese ganzheitliche Betrachtung steht dabei nicht im Widerspruch zu den westlich geprägten Naturwissenschaften. Letztere beschreiben hauptsächlich die körperliche oder die geistige Ebene. Sie vernachlässigen aber bisher noch weitgehend das Zusammenspiel von Körper, Geist und Seele und insbesondere auch unsere Emotionen. Während die westliche Schulmedizin ihre unbestreitbaren Stärken vor allem in der Akutbehandlung von gesundheitlichen Problemen hat, zielen andere Heilmethoden eher auf eine nicht ganz so invasive Behandlung, die Verhinderung von ähnlichen Symptomen oder eine langfristige Gesundung ab. Diese Therapiemethoden brauchen meistens längere Zeit, um zu wirken und zeigen manchmal nicht so schnelle Effekte, wie es die westliche Schulmedizin oftmals vermag.

Wir wissen aber mittlerweile: Körperliche oder geistige Beschwerden sind nichts anderes als eine Botschaft unseres Inneren über nicht befriedigte Emotionen. Es ist eine Botschaft, die der physische Körper lediglich manifestiert und nach außen präsentiert. Sie werden aber gerne ignoriert, weil sie unbequem sind, uns herausfordern, uns zwingen, sich mit uns selbst auseinanderzusetzen. Hauptsache, die eigene Welt bleibt vermeintlich heil, zumindest aber so, wie sie aktuell ist. Auch wenn diese alles andere als perfekt ist. Mit einer bequemen Lüge scheint es sich deutlich besser zu leben als mit der unbequemen Wahrheit.

Wenn wir uns also nicht mit der Botschaft auseinandersetzen, nicht zuhören, wird der Körper einfach lauter werden. Er versucht dadurch die Botschaft noch deutlicher zu kommunizieren. Anstatt aber dann einzuhalten und uns damit auseinanderzusetzen, begeben wir uns gerne in die Opferrolle und verzweifeln an der Krankheit. Wir beginnen uns selbst zu bemitleiden: Was müssen wir nicht alles ertragen? Wie schlecht geht es uns, und wie unfair spielt das Leben doch mit einem.

An dieser Stelle beginnen wir aber, das Pferd von der falschen Seite aufzuzäumen. Wir fühlen uns nicht schlecht, weil wir krank sind, sondern wir sind krank, weil wir über einen längeren Zeitraum nicht auf unsere eigenen Bedürfnisse gehört haben! Wir haben lange Zeit schon ein tief unglückliches Leben geführt, ohne wirklich etwas dagegen zu tun, zumindest aber nicht genug. Wir haben die Tendenz, unangenehme und negative Erfahrungen und Gefühle zu unterdrücken, da sie unser bisheriges Leben nur gestört hätten. Wir waren bereit, unsere eigenen Interessen und Bedürfnisse zu opfern für Dinge, die uns anscheinend so viel wichtiger waren als wir uns selbst. Wir haben unsere Emotionen missachtet, ein Leben geführt, das wir in unserem tiefsten Wesenskern eigentlich gar nicht wollten, haben uns aber regelmäßig eingeredet, dass es so schon okay ist. Wir haben uns somit schrittweise aber nachhaltig von unseren eigenen Emotionen entfernt. Die emotionalen Schmerzen, die wir verspürt hatten, waren einfach noch nicht stark genug, um eine Veränderung in unserem Leben zu vollziehen. Kein Wunder, dass der Körper begonnen hat, andere Register zu ziehen und mittels Krankheit versucht, auf diesen Missstand aufmerksam zu machen.

Emotionen lassen sich nicht auf Dauer unterdrücken. Bleiben sie unterdrückt, d. h. ihre Energien werden blockiert, verursachen sie Krankheiten jeglicher Art. Krankheiten sind somit Ausdruck eines tief unglücklichen Lebens oder als Quittung für das Opfern der eigenen Bedürfnisse zu verstehen. Wir selbst erschaffen also ein Symptom, das uns die Botschaft überbringt. Das Symptom bleibt so lange, bis wir die Botschaft verstanden und die Lektion gelernt haben. Verstehen alleine reicht dabei aber nicht aus! Eine nachhaltige Beseitigung des Symptoms erfordert eine aktive Veränderung des eigenen Lebens. Dies bedeutet, dass wir die Verantwortung für diesen Teil unseres Lebens übernehmen müssen. Nicht weil es eine Art Verpflichtung ist, sondern wir letzlich keine andere Wahl haben, wenn wir tatsächlich eine Veränderung in unserem Leben wünschen. Wir alleine sind somit verantwortlich für unsere Gesundheit und all die Dinge, die in unserem Leben passieren.

Unser Körper lügt dabei nie! Wie wir in den Ernährungsgruppen 1 bis 3 bereits festgestellt haben, ist die emotionale

Schieflage sogar an der Körperform ablesbar. Kein Wunder, schließlich geht die Energie dorthin, wo sie gebraucht wird – positiv wie negativ. Energie muss bekanntlich fließen. Sie versucht immer, ein Ungleichgewicht zu beseitigen. Die Körperform sagt somit viel über den emotionalen Zustand einer Person aus. Dies bedeutet aber nicht, dass jemand, der schlank ist, keine emotionalen Probleme in diesen Ernährungsgruppen hat. Entweder sind die emotionalen Themen nicht so ausgeprägt, oder die betreffende Person ist sehr kopflastig und versucht, das Leben in feste, selbst vorgegebene Bahnen zu zwingen.

Egal welche Symptome unser Körper ausprägt, wir können in diesen Symptomen lesen wie in einem Buch. Ähnlich wie beim Essverhalten spiegelt er unser Innerstes wider. Im Gegensatz zu unserer Ernährung müssen wir aber bei den körperlichen Ausprägungen vorsichtig sein. Körperliche Symptome engen den Interpretationsraum deutlich ein, sie weisen aber nicht immer direkt auf die tatsächlichen Ursachen des emotionalen Problems. Eine qualifizierte Interpretation und vor allem eine individuelle Ursachenforschung sind dringend erforderlich. Da körperliche Symptome nicht immer eindeutig einer bestimmten Ursache zugeordnet werden können, ist eine tief gehende Auseinandersetzung mit dem Unterbewusstsein, eine Selbstreflexion, daher unerlässlich.

Ich habe regelmäßig Klienten in meiner Praxis, bei denen die Emotionen gelernt haben, dass die betreffende Person auf bestimmte Krankheitsbilder nicht reagiert. Deshalb werden auch Organe, die nicht derselben Ernährungsgruppe zugeordnet werden können, betroffen. Der Körper ist dadurch in der Lage, seine Botschaft effektiver zu überbringen. Die betreffende Person beginnt nämlich manchmal erst durch die Einbeziehung eines anderen Organs auf die Botschaften zu hören.

Ernährung und Farben –
Der Regenbogen

Ist Ihnen schon einmal aufgefallen, dass wir bestimmte Farben bevorzugen? Auch bei mir ist das der Fall. Ich trage zum Beispiel gerne Poloshirts. Ich habe viele davon in unterschiedlichen Farben. Je nach Stimmung greife ich am Morgen zu der Farbe, die mit mir gerade in Resonanz geht und meine emotionale Grundstimmung am besten reflektiert. Dabei gibt es Farben, die ich öfter, und solche, die ich nur sehr selten trage.

Die Macht der Farben ist schon lange bekannt. Farben können die verschiedensten Reaktionen und Assoziationen auslösen. Wir finden sie überall in unserer Umwelt, und sie beeinflussen uns mehr, als wir oftmals denken. Wir identifizieren uns mit ihnen oder lehnen sie ab. Wir drücken uns in Farben aus, kleiden uns dem Anlass entsprechend in bestimmten Farben. Wir streichen die Wände unserer Häuser, dekorieren unsere Wohnungen, setzen bewusst farbliche Akzente. Farben scheinen also eine sehr wichtige Rolle im Leben zu spielen.

In meiner Praxistätigkeit habe ich festgestellt, dass jeder Mensch anscheinend unterbewusst bzw. intuitiv die Sprache der Farben versteht. Egal ob Mann oder Frau, unabhängig von der sozialen oder kulturellen Herkunft, dem Alter, der philosophischen oder religiösen Weltanschauung oder was auch immer uns Menschen voneinander unterscheiden könnte, alle Menschen scheinen ein Gefühl für die Sprache der Farben zu haben. Meinen Klienten fällt es manchmal leichter, ihre Stimmung bzw. das, was sie gerade bewegt, mittels einer Farbe auszudrücken, auch wenn sie nicht genau verstehen, warum diese eine Farbe in diesem Augenblick eine große Bedeutung für sie hat. Je mehr sich meine Klienten entspannen, desto aussagefähiger wird die Sprache der Farben. Unser Unterbewusstsein, das ja bekanntlich mittels Bildern und Symbolen arbeitet, kodiert liebend gerne Botschaften in Farben, um uns dadurch unsere eigenen emotionalen Bedürfnisse zu verdeutlichen. Diese Farben spiegeln daher die Energiefrequenz meiner Klienten wider, die individuelle, emotionale Situation sowie die größten, aktiven »Baustellen« im aktuellen Lebensabschnitt meiner Klienten. Diese damit verbundenen Botschaften zu verstehen, erlaubt uns daher einen tieferen Einblick in uns selbst.

Die folgende Übung hilft Ihnen herauszufinden, welche Farbe im Moment eine besonders wichtige Rolle bei Ihnen spielt. Lassen Sie sich dabei Zeit, wenn Sie dies an sich selbst ausprobieren. In der Regel sollten fünf Minuten aber durchaus reichen. Je bequemer Sie es sich dabei machen, desto besser.

• Machen Sie es sich gemütlich. Setzen Sie sich hin, legen Sie sich hin, strecken Sie sich aus oder rollen Sie sich zusammen. Tun Sie das, was auch immer angenehm für Sie ist. Hauptsache, Sie fühlen sich wohl und geborgen und können für wenige Minuten einfach so sein, wie Sie möchten. Je ruhiger Ihr Umfeld dabei ist, je mehr Sie sich zurücklehnen und entspannen können, desto besser.

• Schließen Sie Ihre Augen und stellen Sie sich vor, wie Sie ein wunderschönes, helles und beruhigendes weißes Licht umgibt. Geben Sie sich Zeit, sich das bildlich vorzustellen. Tauchen Sie ein in diesen Moment. Stellen Sie sich vor, wie dieses weiße Licht immer mehr von Ihnen Besitz ergreift. Bis Sie schließlich komplett von diesem beruhigenden, heilenden Weiß umspült sind und Sie selbst in dieser Farbe erstrahlen – Sie selbst zu diesem Weiß werden.

Genießen Sie diesen Moment, lassen Sie sich fallen, werden Sie eins mit diesem Augenblick, eins mit diesem Weiß. Bemerken Sie, wie entspannt es sich für Sie anfühlt. Wie neu geboren, als würden Sie gleich einem Akku aufgeladen. Spüren Sie, wie sich dieses Weiß ausdehnt und den ganzen Raum durchdringt. Spüren Sie, wie Ihnen dieses Weiß Ausgeglichenheit, inneren Frieden und Harmonie schenkt. Lassen Sie sich einfach treiben – frei und unbeschwert. Spüren Sie, wie sehr Sie dieses Weiß entspannt und lassen Sie sich daher einfach noch weiter fallen.

- Wenn Sie dann soweit sind, stellen Sie sich einen wunderschönen Regenbogen vor, einen prächtigen, leuchtenden Regenbogen. Sehen Sie ihn jetzt vor sich, *fühlen* Sie ihn oder nehmen Sie ihn auf welche Weise auch immer wahr. Eine Farbe des Regenbogens sticht dabei ganz besonders hervor. Es ist diese eine Farbe, die eine besonders heilende, beruhigende und entspannende Wirkung auf Sie hat. Und welche Farbe ist das im Moment für Sie?

- Holen Sie nun diese Farbe zu sich. Greifen Sie nach dieser einen, ganz besonderen Farbe. Sie bemerken, dass diese Farbe die gleiche Energiefrequenz hat wie Sie selbst. Es fühlt sich ganz natürlich an. Lassen Sie sich nun von dieser Farbe umspülen und durchdringen. Spüren Sie, wie diese beruhigende, entspannende und heilende Farbe jeden Ihrer Muskel beruhigt, entspannt und heilt, ebenso jede Nervenzelle und jede Faser Ihres Körpers. Spüren Sie, wie Sie dabei immer tiefer und tiefer entspannen.

• Fühlen Sie, in welcher Körperregion sich diese Farbe ganz besonders ausbreitet. Diese Farbe beginnt, den Raum voll einzunehmen und lässt bestimmte Emotionen hochkommen. Bemerken Sie, wie sich das nun anfühlt, welche Emotionen genau hochkommen und wie Sie sich dabei in diesem Moment fühlen. Lassen Sie sich ein auf diese Emotionen, tauchen Sie tief hinein in Ihr Innerstes. Vertrauen Sie den damit verbundenen Eindrücken und Empfindungen.

• Geben Sie sich nun alle Zeit der Welt, diesen Moment mit all Ihren Sinnen zu erfassen – und dann öffnen Sie wieder Ihre Augen.

Haben Sie bemerkt, welche immense Wirkung diese eine Farbe auf Sie hatte? Wie alleine diese eine Farbe Emotionen hervorgebracht hat und Sie dies sogar körperlich spüren konnten? Ist das nicht fantastisch? Ihr Unterbewusstsein hat eben mit Ihnen kommuniziert. Es hat Sie auf bestimmte Themen aufmerksam gemacht, die energetisch nicht frei fließen können. Sind Ihnen diese Themen irgendwie bekannt vorgekommen? Themen, die wir einer bestimmten Ernährungsgruppe zugeordnet hatten?

Der Regenbogen enthält die sieben Hauptspektralfarben Rot, Orange, Gelb, Grün, Hellblau, Indigo und Violett. Diese Farben sind genau in dieser Reihenfolge auch den Ernährungsgruppen zuzuordnen.

Rot entspricht also der Ernährungsgruppe 1, Orange der Ernährungsgruppe 2 und so weiter. Die folgende Tabelle gibt Ihnen einen Überblick über die Zuordnung von Ernährungsgruppe, Ernährung und Farben.

Ernährungs-gruppe	Ernährung	Farbe
1	Eiweiß	Rot
2	Fette und Öle	Orange
3	Kohlenhydrate	Gelb
4	Gemüse; Liebe	Grün (Rosa)
5	Obst, Wasser; Wahl	Hellblau (Türkis)
6	Fasten; Meditation	Indigo
7	Fasten; Gebet	Violett (Silber, Gold, Weiß)

Vereinfachend kann man also auch davon sprechen, dass Eiweiße rot sind, Fette und Öle orange etc.

Viele Menschen sehen aber nicht nur diese sieben Farben im Regenbogen, wenn sie die Augen geschlossen haben und sich entspannen, sondern bis zu zwölf. Hierzu zählen insbesondere Rosa, Türkis, Silber, Gold und das zuvor im Selbstversuch verwendete Weiß. Um genau zu sein, ist Weiß gar keine Farbe, sondern die Addition aller Farben, d. h. Weiß beinhaltet alle Farben und daher auch alle damit verbundenen Energien und Emotionen. Weißes Licht symbolisiert somit das höchste Sein, das Göttliche, das Reine, das Vollkommene. Weiß, Silber und Gold sind der Ernährungsgruppe 7 zuzuordnen, d. h. gleichwertig mit Violett. Auch Lila und Purpur gehören erfahrungsgemäß zur gleichen Farbfamilie, da viele Menschen diese Farben in einen Topf werfen. Türkis übernimmt eine Doppelrolle mit Hellblau, d. h. Ernährungsgruppe 5. Rosa und alle damit verwandten Farben wie Pink und Magenta sind mit dem Grün der Ernährungsgruppe 4 gleichzusetzen.

Diese fünf zusätzlichen Farben sprechen die gleichen Sprache wie die dazugehörige Hauptfarbe, akzentuieren diese aber.

Sie erlauben uns einen noch tieferen Blick in die emotionale Landkarte der betreffenden Person. So weist Rosa darauf hin, dass diese Liebe und Akzeptanz nicht nur allgemein, sondern vor allem auf die Person selbst bezogen sein sollte. All das, was die Ernährungsgruppe 4 beschreibt, ist daher nicht nur nach außen, sondern vor allem auf sich selbst gerichtet. Diese Person sollte sich also selbst viel mehr Liebe zukommen lassen, sich das geben, was sie braucht.

Türkis ist eine Zwischenfarbe zwischen Grün und Hellblau und daher auch als ein solcher Zwischenschritt zu verstehen, obwohl der Hauptinhalt der Ernährungsgruppe 5 zugeordnet ist. Anders formuliert: Diese Person sollte ihrer eigenen Wahrheit mehr Stimme verleihen und das leben, was ihren Bedürfnissen entspricht, insbesondere die Liebe. Vor allem Verzeihen und Loslassen wollen ausgelebt werden.

Silber steht für Schutz, Gold für Harmonie und Weiß für die spirituelle Bestimmung. Weiß kann aber auch bedeuten, dass eigentlich alle Ernährungsgruppen der Aufmerksamkeit der betreffenden Person bedürfen. Wichtig ist, dass sie anfängt, sich emotional zu bewegen und vor allem zu öffnen. Die innere Verweigerungshaltung sollte aufgegeben werden.

Nehmen Sie nun also die Farbe, die Sie vorhin im Selbstversuch als besonders heilend erfahren haben und lesen Sie sich das Kapitel mit der zugehörigen Ernährungsgruppe noch einmal durch. Sie werden dabei feststellen, dass die darin beschriebenen Themen am heutigen Tag eine besonders große Bedeutung für Sie haben. Sie werden sich wahrscheinlich in der Beschreibung dieser Ernährungsgruppe deutlich wiederfinden. Ist es nicht beeindruckend, wie gut diese Farbe Ihren heutigen emotionalen Zustand beschreibt?

Vielleicht haben Sie heute sogar ein Kleidungsstück an, das genau diese Farbe hat. In diesem Fall weist die Farbe darauf hin, dass diese Themen heute eine sehr dominante Rolle spielen – positiv wie negativ. Unter Umständen lehnen Sie diese Farbe aber heute eher ab oder Sie haben ein generelles Problem mit dieser einen Farbe. Stellen Sie sich in diesem Zusammenhang dann aber die Frage, warum Sie zu diesem Bereich Ihres Lebens so vehement in Opposition gehen. Diese Farbe scheint einen Finger in eine Wunde bei Ihnen zu legen, was Ihnen nicht zu gefallen scheint. Aber sind es nicht genau die offenen Wunden, welche die meiste Aufmerksamkeit benötigen?

Die Ernährungsgruppen illustrieren in einer gewissen Weise eine Linse, durch die wir die Ereignisse in der Außenwelt für uns interpretieren. Wir haben dabei stets die Wahl, durch welchen Farbfilter wir die Geschehnisse interpretieren. Letztlich sind es aber unsere Emotionen, die den Farbfilter bestimmen. Wir sehen die Welt so, wie wir sind. Die Spektralfarben repräsentieren somit die verschiedenen Bereiche des menschlichen Bewusstseins. Diese Farben sind eine universelle, intuitive Sprache, die tief im Bewusstsein eines jeden Menschen existiert.

Haben wir zum Beispiel im Moment viel Angst, fühlen uns unsicher und nicht wirklich geborgen, wird Rot eine dominante Stellung in unserem Leben haben – ob wir es wollen oder nicht. Wir ziehen Kleidungsstücke in dieser Farbe an oder kommen gar nicht zurecht mit ihr, hassen diese Farbe sogar unter Umständen. Diese Farbe polarisiert also, sie zwingt uns, immer wieder hinzuschauen. Wir essen daher sehr eiweißreich, um die damit verbundenen Emotionen für die fehlende Aufmerksamkeit zu entschädigen – so gut es eben geht. Vielleicht leiden wir aber schon beispielsweise unter Hüftproblemen, haben immer wieder Blasenentzündungen oder Nierenbeschwerden. Rot weist uns also darauf hin, dass wir hinter die Fassade schauen sollten. Höchste Zeit, uns endlich mit den damit in Verbindung stehenden Themen emotional auseinanderzusetzen, die in der Lebensphase zwischen der Zeugung und dem ersten Geburtstag eine traumatische Wirkung auf uns gehabt hatten und somit die Ursache für die heutigen Probleme bilden.

Das Gleiche trifft auch auf andere Farben zu. Farben sind also bestimmten Emotionen und Ernährungsgruppen zugeordnet. Farben können uns also ebenso gut emotional beschreiben wie unsere körperlichen Beschwerden. Wir erkennen, dass nicht nur Emotionen in einem bestimmten Lebensalter konditioniert werden, sondern eben auch die damit verbundene Ernährung. Dies bedeutet aber nicht, dass die Farbe von Lebensmitteln automatisch der gleichfarbigen Ernährungsgruppe entspricht. Die Farbe der Lebensmittel geht nur bedingt mit den darin enthaltenen Nährstoffen einher, die von unseren Emotionen nachgefragt werden, und lässt daher nur in seltenen Fällen Rückschlüsse auf die emotionalen Belange der Person zu.

Wir haben erkannt, warum wir etwas Bestimmtes essen und warum wir uns schlecht oder krank fühlen. Was können wir nun tun, um eine Veränderung herbeizuführen? Wir müssen verstehen, wie diese einzelnen Farben, diese Ernährungsgruppen, zusammenspielen und warum.

Zusammenspiel
von Ernährungsgruppen

Die einzelnen Ernährungsgruppen spiegeln unsere inneren Bedürfnisse wider. Bis jetzt war es wichtig, diese einzelnen Gruppen zu unterscheiden, damit wir ein klares Bild vor Augen haben, wie wir tatsächlich ticken.

Es wird jedoch unscharf, wenn wir die Ernährungsgruppen im täglichen Alltag weiterhin isoliert betrachten. Niemand von uns ernährt sich ausschließlich von Proteinen, Kohlenhydraten oder Obst. Wir mischen jeden Tag Fette, Gemüse etc. dazu. Unser Körper würde auf Dauer gar nicht funktionieren, wenn wir ihm nicht das geben würden, was er braucht. So zum Beispiel auch Liebe und Ruhe.

Auch unsere Persönlichkeit ist überaus vielfältig. Wir sind jeden Tag in einer anderen Stimmung und überraschen uns selbst immer wieder, welche Seiten es an uns zu entdecken gibt. Wie auch immer wir uns verhalten, stets sind mehrere Emotionen im Spiel.

Unsere Ernährung gleicht daher einem Cocktail verschiedener Zutaten, die insgesamt den Mix ausmachen, der uns individuell erscheinen lässt. Denn es gibt eine Art Gesetzmäßigkeit, wie diese einzelnen Ernährungsgruppen zusammenarbeiten, wie sie sich gegenseitig beeinflussen, aufeinander aufbauen und so ein ein besseres Verständnis für unsere eigenen Bedürfnisse und in Folge für die Ursache von Krankheiten ermöglichen.

Korrespondierende Ernährungsgruppen

Das Menora-Prinzip

In der chinesischen Philosophie, insbesondere im Daoismus, stehen Yin und Yang für polar einander entgegengesetzte und dennoch aufeinander bezogene Kräfte oder Prinzipien. Sie bezeichnen Gegensätze, die in einer wechselseitigen Beziehung stehen, aber erst zusammen ein Ganzes ergeben. Alle Dinge werden als Teil des Ganzen gesehen. Das einzelne Phänomen kann niemals von seiner Beziehung zu anderen Phänomenen getrennt werden. Kein Ding kann für sich selbst existieren. Es gibt nichts Absolutes. Yin und Yang stehen für das Weibliche und das Männliche, Ruhe und Bewegung bzw. Vitalität, Abnahme und Zunahme, Dunkelheit und Licht, Leere und Fülle, Kälte und Hitze, Passivität und Aktivität, innen und außen. Beide begrenzen einander, wandeln sich gegenseitig. Ist das Eine die Ursache, zeigt das Andere die Wirkung. Yin und Yang beinhalten notwendigerweise in sich selbst die Möglichkeit des Gegensatzes und der Veränderung. Da sich Yin und Yang sogar in den stabilsten Beziehungen gegenseitig hervorbringen, findet ständig eine subtile Verwandlung von Einem ins Andere statt. Diese ständige Transformation ist die Quelle aller Veränderungen, ein Geben und Nehmen, welches das Leben darstellt. Geraten Yin und Yang aber aus dem Lot, dann ist der Körper für die schädigende Wirkung äußerer Einflüsse empfänglich.

Auch die mythische Gestalt des Hermes Trismegistos weist in den nach ihm benannten hermetischen Schriften auf Gesetzmäßigkeiten hin, die diesem Bild der Chinesen entsprechen: wie oben, so unten; wie innen, so außen; wie im Großen, so im Kleinen. Und umgekehrt. Auch die Religionen haben dieses Prinzip verinnerlicht. So steht zum Beispiel in der Bibel: *Wie im Himmel, so auf Erden.* Egal, wo wir hinschauen, diese Prinzipien gelten als Weisheit in vielen Kulturen. Jede Ursache hat eine Wirkung. Jede Aktion erzeugt eine bestimmte Energie, die mit gleicher Intensität zum Ausgangspunkt zurückkehrt. Alles ist folglich eins. Das Eine ist nicht ohne das Andere denkbar.

Genau das gleiche Prinzip finden wir auch bei den Ernährungsgruppen. Jede Ernährungsgruppe hat ein korrespondierendes Gegenteil, in dem sich oftmals die Ursache bzw. Lösung für das Problem findet. Diese Gegensätze bedürfen einander für Gleichgewicht und Harmonie. Am besten lässt sich dies anhand des Schaubilds einer Menora, eines siebenarmigen Leuchters, erklären.

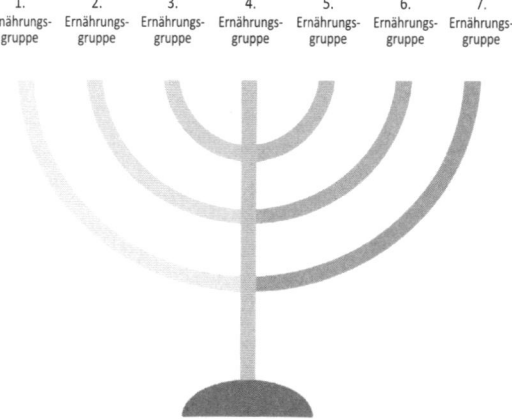

1.	2.	3.	4.	5.	6.	7.
Ernährungsgruppe	Ernährungsgruppe	Ernährungsgruppe	Ernährungsgruppe	Ernährungsgruppe	Ernährungsgruppe	Ernährungsgruppe

Die **Ernährungsgruppe 1** findet in der **Ernährungsgruppe 7** ihr Gegenstück. Während Rot sehr erdverbunden und im Stofflichen verhaftet ist, wendet sich Violett dem Feinstofflichen, d. h. der Seele, dem Spirituellen zu. Während einerseits die Angst und Unsicherheit das Schwere ausmacht, verkörpert die bedingungslose Liebe das »Einfach-Sein«, das Leichte. Angst ist somit das Gegenteil von Liebe. Schatten und Licht. Je mehr wir uns im Weltlichen verlieren, je mehr wir uns dem Materiellen aussetzen, desto mehr Erleichterung finden wir in der Selbsterkenntnis und in der Hinwendung zu dem, was wir als unseren Wesenskern bezeichnen. Schlemmen sucht im Fasten seinen Ausgleich. Fehlendes Urvertrauen kann nur dadurch kompensiert werden, dass wir uns selbst erfahren und erkennen, wie viel Potenzial eigentlich in uns steckt. Nicht die pure Kraft ist entscheidend, sondern die Weisheit, damit wir die uns zur Verfügung stehende Energie zielgerichtet und effizient einsetzen. Wir sind nicht getrennt, sondern in Einheit mit allem. Mutter und Vater vereinen sich. Die Erde und der Himmel fallen zusammen. Gerade Menschen, die sich verloren fühlen, kann die Gewissheit, dass sie geliebt werden und alles einen Sinn hat, sehr weiterhelfen. Aber auch Menschen, die sich im Geistigen verloren haben, kann eine gewisse Erdung wieder zu einem besseren Verständnis und zu mehr Lebensqualität verhelfen.

Auch die **Ernährungsgruppen 2** und **6** gehören zusammen. Stehen im Orangenen das körperliche Empfinden, der körperliche Genuss und die Art und Weise, wie wir mit anderen Menschen interagieren, im Vordergrund, so ist im Indigoblau die Eigenverantwortung das zentrale Element. Es gibt keine wahre Freiheit ohne Verantwortung. Triebe brauchen den Intellekt, der sie abbremst. Ein rein intellektuelles Leben ist an Langeweile kaum zu überbieten. Einerseits die sinnlichen Empfindungen, andererseits die Öffnung für übersinnliche Wahrnehmungen. Emotionale Identität versus urbildliche Identität oder anders ausgedrückt: Das, was wir zu sein glauben, verbindet sich mit dem, was wir tatsächlich sind. Es findet ein Ausgleich statt zwischen dem Ich als körperliche Person und dem Ich als geistige Person. Es geht um das Erkennen der eigenen Wirklichkeit auf der einen und der größeren Wirklichkeit auf der anderen Seite.

Auch die **Ernährungsgruppen** 3 und 5 bedingen einander. Während sich im Gelb alles um das persönliche Ich dreht, den Platz, den wir im Leben einnehmen sowie in welcher Relation dies alles zu anderen Menschen und Gegebenheiten steht, so ist die Gleichwertigkeit aller Menschen im Hellblau gesetzt und wird nicht mehr hinterfragt. Es geht nicht mehr um das Ausleben einer Machtposition, sondern um das Eintreten für sich selbst, da wir trotz Gleichwertigkeit eigene Bedürfnisse haben, die unserem individuellen Lebensweg folgen. Nicht Wille, Macht und Kontrolle stehen im Vordergrund, also Ich GEGEN andere, sondern die Bereitschaft zuzuhören und anzunehmen, also Ich UND andere. Dabei ist der Ausdruck der persönlichen Wahrheit im Hellblau ein zentrales Element, während im Gelb nicht die Formulierung der Wahrheit, sondern der individuellen Freiheit wichtig ist. Letztere kann dabei auch auf Kosten anderer gehen, während die persönliche Intuition nur von Liebe getragen ist und daher keinen Schaden kennt. Steht auf der einen Seite das Wollen, also der Verstand, im Zentrum, ist es auf der anderen Seite das wahre Wissen, also die Intuition.

Die **Ernährungsgruppe 4** hat kein Gegenstück im eigentlichen Sinn, sondern fungiert als Brücke bzw. Dreh- und Angelpunkt zwischen den unteren und sehr stofflichen, auf das persönliche Überleben ausgerichteten Farben und den feinstofflicheren, geistigen Ernährungsgruppen. Grün ist wie ein Katalysator, der den Ausgleich schafft zwischen den männlichen Ernährungsgruppen im unteren Teil des Körpers bzw. im linken Teil der Menora (rot, orange und gelb) und den weiblichen Gegenstücken im oberen Teil des Körpers bzw. im rechten Teil der Menora (**Ernährungsgruppen 5, 6 und 7** bzw. hellblau, indigo und violett). Grün verbindet also innen und außen, männlich und weiblich, Diesseits und Jenseits, Körperliches und Geistiges sowie Vergangenheit und Gegenwart bzw. Zukunft. Es bildet die Brücke zwischen den unteren, emotionalen Ernährungsgruppen und oberen, geistig ausgerichteten Ernährungsgruppen. Lassen sich im ersten vor allem weibliche Probleme lösen, so finden männliche Probleme zumeist in einer verstärkten geistigen Hinwendung ihre Lösung. Das Kernelement der Ernährungsgruppe 4 ist die Liebe. Sie vereint Gegensätze, ohne diese aufzulösen. Loslassen und hinwenden, vergeben und Sich-Öffnen finden in dieser Ernährungsgruppe ihre Heimat. Geben und nehmen, der Wandel als ewiger Kreislauf.

Aufeinander aufbauende Ernährungsgruppen

Sicherlich ist Ihnen auch schon einmal aufgefallen, welche einzigartige Energie von Personen ausgeht, die mit sich im Reinen sind. Personen, die das leben, was sie selbst als Wahrheit empfinden. Hierzu zählen bekannte Persönlichkeiten wie Mutter Teresa, der Dalai Lama XIV, Martin Luther King oder Nelson Mandela. Diesen Personen sprechen wir eine natürliche Autorität zu. Wir fühlen uns in der Gegenwart solcher Leute wohl. Wir stilisieren sie gerne zu Idealen. Wie kommt es aber, dass wir uns selbst nicht mehr eins mit uns fühlen und deshalb dieses Ideal schwerlich erreichen?

Alles hat seinen Ursprung in der Liebe, und alles strebt auch dorthin zurück. Diese bedingungslose Liebe, dieser absolute Frieden, dieses Einssein mit sich selbst, ist auch der einzige Zustand, den unsere Seele kennt. Menschen, die viel meditieren und sich mit sich selbst auseinandersetzen, werden dies bestätigen. Ich arbeite mit vielen Klienten auch deren Erlebnisse im Mutterleib auf, wo oftmals noch genau diese emotionale Situation vorherrscht. Warum verlieren wir diesen wunderbaren Zustand der Liebe und des Friedens, nach dem sich jeder sehnt?

Das Gegenteil dieser bedingungslosen Liebe ist nicht – wie zu erwarten – Hass oder dergleichen, sondern Angst. Eine Emotion, die vor allem von unserem Verstand bedient wird, wenn wir uns eben nicht mehr eins mit uns selbst und mit allem um uns herum fühlen. Oftmals sind es die Erfahrungen, die wir in den ersten 21 Monaten unseres Lebens ab der Zeugung machen, die genau dieses Verständnis von uns und der Welt ins Wanken oder bereits zum Einsturz bringen. Wir fühlen uns dann irgendwie getrennt. Vielleicht können wir es gar nicht näher beschreiben, aber diese Einheit mit uns selbst und dem Leben scheint wie verflogen. Wir verlieren zunehmend den Zugang zu uns selbst. Das (Ur-)Vertrauen, dass das Leben für uns sorgt, verschwindet zunehmend. Das Vertrauen in uns selbst, dass wir alles mitbringen, um das Leben aktiv meistern zu können, beginnt zu schmelzen. Das (Über-)Leben wird zur unangenehmen Herausforderung bzw. Last.

Je weniger Zutrauen wir in uns oder in das Leben haben, weil erste Erfahrungen uns dies so suggerieren, desto mehr wenden wir uns von unserem Inneren ab und suchen das Heil im Außen. Je schneller wir die Erfahrung selbst einer temporären und auch nur ansatzweisen Befriedigung unserer Bedürfnisse machen, desto schneller beginnen wir an dieser Spirale zu drehen. Wir haben folglich immer weniger ein Gespür für uns selbst und beginnen uns daher noch weiter von uns selbst zu entfernen in der Hoffnung, dass die Lösung eben doch im Außen liegt.

Angst wird dabei zum vorherrschenden Gefühl. Wir streben nach äußerlicher Rettung, egal, wie unbefriedigend diese letztlich auch sein mag. Alles ist aber besser als der Zustand, in dem wir uns gerade befinden. Kommt Ihnen das irgendwie bekannt vor? Genau das haben wir in der Ernährungsgruppe 1 vorgefunden. Die Ernährung ist in solchen Fällen folglich sehr eiweißreich.

Angst wird leicht zu einem Fundament für das Gefühl, einsam, hilflos, ausgeliefert und unzureichend zu sein. Ein Gefühl, das alles andere als angenehm ist. Man möchte es daher loswerden. Je stärker diese Emotionen, desto vehementer die Abwehrhaltung. Je vehementer die Abwehrhaltung, desto eher ziehen diese Emotionen weitere Emotionen nach sich, die die ursprüngliche Angst entweder ergänzen oder diese in eine neue Richtung lenken. Angst bildet folglich die Plattform, auf der andere als negativ empfundene Emotionen einen fruchtbaren Boden finden. Es sind Emotionen, wie wir sie besonders in der Ernährungsgruppe 3 vorfinden, weil wir uns hier noch weiter von unseren eigenen Emotionen zurückziehen und mittels des Verstands Lösungen suchen können. Wir beginnen alles zu kontrollieren, damit diese unangenehmen Emotionen, die auf Angst basieren, nicht weiter hochkommen. Es findet somit eine Eskalation von Emotionen statt.

Um Emotionen wegzusperren, nehmen wir jede Menge Eiweiß zu uns. Sie sollen möglichst ertränkt werden in all den Proteinen. Sollte eine der Emotionen aber dennoch in der Lage sein, sich bemerkbar zu machen, errichten wir sicherheitshalber eine Mauer, um die Kontrolle über solche Situationen zu behalten und uns weiter abschotten zu können. Diese Mauer wird durch die Einnahme von Kohlenhydraten aufgebaut und soll einen Schutz vor allem gegen das unangenehme Gefühl der Angst, Unsicherheit und fehlenden Geborgenheit bieten – um jeden Preis.

Diese Leute schämen sich oft für sich selbst. Es fällt ihnen schwer, sich diese emotionalen Unzulänglichkeiten selbst einzugestehen. Sie fühlen sich dadurch anderen Menschen unterlegen. Dies befeuert aber indirekt wieder dieses ursprüngliche

Gefühl von Einsamkeit, Hilflosigkeit und Ausgeliefertsein, weshalb es leicht zu emotionalen Ausbrüchen kommt, um sich wieder Luft zu machen. Sofern es geht, werden diese Energien dabei nach außen abgeleitet. Übersteigt der innere Druck aber eine gewisse Schwelle, entwickelt sich ein unreflektierter Hass gegen nahezu alles im Umfeld derjenigen Person. Wir können dies sehr deutlich bei Menschen sehen, die aufgrund ihrer fehlenden schulischen Bildung und sozialen Stellung Angst um ihre Zukunft haben und daher für einschlägige, simple politische und vor allem polemische Parolen empfänglich sind. Diese Angst, die sich in Wut, sogar in Hass entwickeln kann, entlädt sich dann gegenüber anderen, die vermeintlich eine Gefahr darstellen oder gegen Personen, die noch weniger Schutz genießen als sie selbst. Letztlich ist dies nichts als ein Hilfeschrei dieser Personen, weil sie komplett den Zugang zu sich selbst verloren haben.

In selteneren Fällen entwickelt sich diese Angst aber nicht in Richtung Wut und Aggression, sondern schlägt den emotionalen Weg ein: Schuldgefühle, wie wir sie in der Ernährungsgruppe 2 (orange) finden. Diese Personen geben sich dabei selbst die Schuld für Situationen, die in ihnen diese Angst ausgelöst haben. Dabei reicht es oftmals aus, dass diese Schuld nur subjektiv wahrgenommen wird. Sie muss dabei nicht einmal für die betreffende Person selbst immer objektiv nachvollziehbar sein. Die Konsequenzen sind, dass diese Menschen sich selbst nicht mehr erlauben, am eigentlichen Leben teilzunehmen. Oftmals flüchten sie in eine Art Scheinwelt. Entweder verweigern sie sinnliches Vergnügen, oder sie stürzen sich auf alles, das ihnen überhaupt noch das Gefühl gibt, am Leben zu sein. Sie entwickeln sich letztlich so weit von ihrem eigenen Lebensweg weg, dass ihnen nur noch fettreiche Ernährung hilft, das Leben zu schmecken und zu ertragen.

Sollte sich die betroffene Person von Angst (Ernährungsgruppe 1; rot) in Richtung Wut (Ernährungsgruppe 3; gelb) entwickelt haben, was meistens der Fall ist, mündet dies meistens in einem Verleugnen und Verdrängen in Form von Realitätsverweigerung. Diese Menschen zeigen zunehmend weniger die Bereitschaft, sich mit sich selbst auseinanderzusetzen. Im Gegenteil, sie beginnen in ihrer eigenen Welt zu leben, die von Lügen geprägt ist, um sich vor der Realität zu schützen. Dabei gehen sie gerne nach dem Prinzip von Pippi Langstrumpf vor: »*Ich mach mir die Welt, wie sie mir gefällt.*« Die Wahrheit bleibt zuerst auf der Strecke. Hauptsache, es passt in das eigene Konzept und verhindert weitestgehend das Aufeinandertreffen mit eigenen, unangenehmen Emotionen. Dies entspricht dem Vorgehen der Ernährungsgruppe 5 (hellblau). Da das zugrundeliegende Problem aber weiter die Angst ist, die sie mittels Kontrolle einzudämmen versuchen, nehmen diese Leute zwar zusätzlich die Verhaltensweise der Ernährungsgruppe 5 an, bleiben aber in ihrer Ernährung hauptsächlich in den Gruppen 1 und 3.

Sollte sich hingegen die Angst (Ernährungsgruppe 1; rot) in Richtung Schuldgefühle (Ernährungsgruppe 2; orange) entwickelt haben, ziehen sich diese Menschen meist sowohl innerlich als auch äußerlich zurück. Sie werden dabei zu einem Vulkan, in dem es zu brodeln beginnt und der kurz vor dem Ausbruch steht. Es muss aber zu keiner Entladung kommen. Sollte dies aber stattfinden, richtet sich diese Energie entweder nach innen, d. h. als Autoaggression, oder als Wut und Aggression nach außen, da die Bereitschaft fehlt, sich mit den subjektiven Schuldgefühlen auseinanderzusetzen. Auf jeden Fall begibt sich diese Person auf die Ernährungsgruppe 3 (gelb). Zusätzlich kann dies aber auch durchaus von einer Traurigkeit begleitet sein (Ernährungsgruppe 4; grün oder rosa), die zeit-

weise auch in Richtung Depression geht. In beiden Fällen neigen diese Menschen dazu, ihre in ihren Augen ausweglose Situation letztlich zu verleugnen oder zu verdrängen. Sie bestreiten
dann gerne objektive Tatsachen, verdrehen die Realität und
reden ihre Situation schön.

Es ist egal, ob sich die Angst auf den rationalen oder emotionalen Weg begibt: Wenn diese Menschen nicht beginnen, an sich
zu arbeiten und zu reflektieren sowie wieder die Liebe für sich
selbst entdecken, enden sie meistens in einer selbst geschaffenen
Illusion. Sie ziehen sich in ihre eigene Komfortzone zurück, die
sehr an die materielle Welt gebunden ist. Erst das Wahrhaben
und Zulassen der eigenen Emotionen, das Loslassen und Verzeihen, also die Rückkehr zu dieser eigenen, tief in sich selbst
empfundenen Liebe kann diesen Teufelskreis durchbrechen.

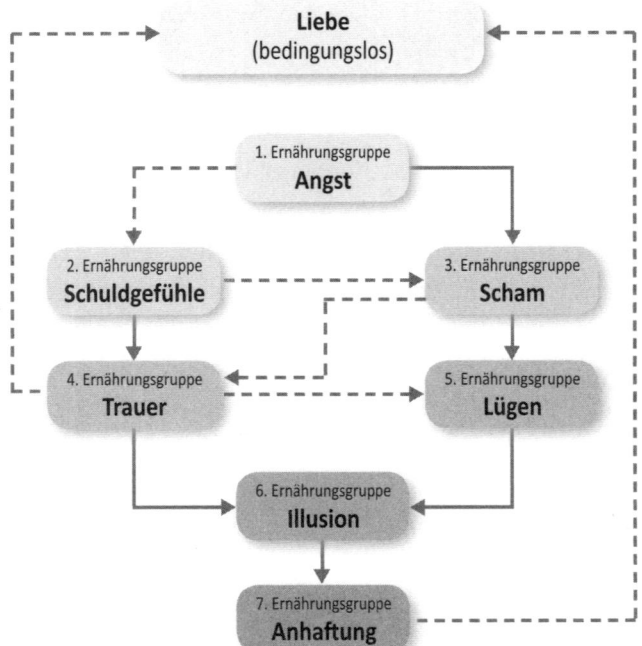

An der Ernährung selbst erkennt man dies meistens nur indirekt. Menschen legen zwar ein bestimmtes Verhalten an den Tag und leiden auch unter Umständen an einem gesundheitlichen Problem, das einer bestimmten Ernährungsgruppe zugeordnet werden kann, – das Essverhalten entspricht aber eher einer Kombination aus mehreren Ernährungsgruppen. Dabei sind meistens zwei oder sogar alle drei der ersten drei Ernährungsgruppen (rot, orange, gelb) stets deutlich vertreten.

Die Angst spielt in unserem Leben eine überaus gewichtige Rolle, da alle anderen Emotionen – mit Ausnahme von Liebe – dieser Angst entspringen, nicht mehr eins mit sich selbst und allem zu sein. Egal welche Farbe, jede entspringt dieser Angst. Jede Farbe trägt also diese Urangst in sich. Erst die Addition aller Farben ergibt Weiß. Weiß als Farbe der Einheit und der bedingungslosen Liebe. Erst Weiß hebt diese Trennung auf und beseitigt die Angst.

Das emotionale Ursachenereignis eingrenzen

Ich habe bislang noch keinen Menschen getroffen, der sich ausschließlich einer einzigen Ernährungsgruppe zuordnen ließ. Stets kommen Klienten in meine Praxis, die Probleme in mehreren Ernährungsgruppen haben. Jeder Mensch hat eine unterschiedliche Vergangenheit, somit unterschiedliche Ernährungsgewohnheiten und leidet an verschiedenen körperlichen Gebrechen. Meistens ist es aber eine einzige Emotion, die einer besonderen Aufmerksamkeit bedarf.

Egal, welche Probleme ein Mensch hat, egal, wie komplex die Situation ist, anhand seiner Ernährung und seiner Krankheiten lässt sich die individuelle Ursache sehr genau eingrenzen. Stets ist die wahre Ursache für ein Problem in einer einzigen Ernährungsgruppe zu finden.

Meistens unterliegen Symptome einem zeitlich zweistufigen Prozess, der in der ersten Stufe als »Erstmalig sensibilisierendes Ereignis« (englisch »Initial Sensitizing Event«, ISE) und in der zweiten Stufe als »Aktivierendes Ereignis« (englisch »Secondary Sensitizing Event«, SSE) bezeichnet wird. In der ersten Stufe wurde aufgrund einer emotional nicht verarbeiteten Situation eine grundlegende negative, emotionale Sensibilisierung geschaffen. Aus der heutigen abgeklärten Sicht eines reiferen Erwachsenen muss diese Situation gar nicht überaus traumatisch gewesen sein. Dabei spielt es auch kaum eine Rolle, ob von einem solchen wahrgenommenen Ereignis tatsächlich eine Gefahr ausgegangen ist oder nicht. Allein die Wahrnehmung einer solchen reichte dabei schon völlig aus, um das Gesamtsystem zu sensibilisieren. Fakt ist, dass die betroffene Person das wahrgenommene Ereignis emotional nicht verarbeitet und ihre eigentliche emotionale Reaktion unterdrückt hat. Abhängig von der Heftigkeit des Vorfalls ist das Unterbewusstsein und somit unser emotionales Gerüst in dieser Situation entweder lediglich sensibilisiert, oder es installiert bereits Mechanismen, um solchen Vorfällen in Zukunft entsprechend entgegentreten, im Idealfall sogar vermeiden zu können. Ziel ist es, eine weitere emotionale Schädigung zu verhindern und die Person vor solchen Ereignissen zu schützen, die sie erfahrungsgemäß emotional nicht verarbeiten kann. Grund dafür ist, dass die betroffene Person zu dieser Zeit entweder noch zu jung war und somit noch nicht genügend Werkzeuge in ihrem emotionalen Werkzeugkoffer hatte, um auf diese bestimmte Situation adäquat zu reagieren. Vielleicht hatte sie auch nicht die notwendige Bereitschaft gezeigt, Verantwortung für diesen Teil ihres Lebens zu übernehmen. Wäre zum Beispiel die Reaktion auf der ersten Stufe eine für das Individuum starke Angst gewesen (Ernährungsgruppe 1), würde das Unterbewusstsein mittels Kontrolle versuchen, das damit einhergehende verringerte Selbstvertrauen und Selbstbewusstsein zu kompensieren (Ernährungsgruppe 3), indem es solche Vorfälle nach Möglichkeit versucht zu umschiffen. Ein ausgeprägtes Kontrollverhalten, ein Wegmauern eigener Emotionen, insbesondere dieser einen Angst sowie eine sehr vom Verstand betonte Sichtweise auf das Leben, sind in diesem Fall die zu erwartenden Konsequenzen. Mit diesem Verhalten versucht das Unterbewusstsein, auf diese erfahrungsgemäß nicht zu bewältigende Angst zu reagieren. Die zweite Stufe baut also auf der Heftigkeit der zuerst sensibilisierenden Ereignisse auf und versucht mittels Schutzmaßnahmen, die betreffende Person vor weiterem emotionalen Schaden zu bewahren.

Beim Herausfinden der eigentlichen Ursache spielen nicht nur das Essverhalten einer Person sowie ihre gesundheitliche Situation eine große Rolle, sondern auch die heilende Regenbogenfarbe. Alle drei Parameter können zwar auf eine einzige Ernährungsgruppe hinweisen, was aber erfahrungsgemäß sehr selten ist. Viel öfter kommt es vor, dass unter Umständen alle drei Informationen auf unterschiedliche Ernährungsgruppen hinweisen. Aber wie erkennen wir hier, was den Menschen vor uns wirklich ursächlich beschäftigt?

Die wichtigste Information ist und bleibt das Verstehen der Ernährungsgewohnheiten. Wichtig ist alleine, welche Nahrungsmittel eine Person gehäuft zu sich nimmt bzw. nehmen würde, wenn sie die Möglichkeit dazu hätte.

Ich werde immer wieder gefragt, woran genau ich erkenne, welche Ernährungsgruppe betroffen ist. Da wir das essen, was wir emotional brauchen, ist also immer diejenige Ernährungsgruppe besonders betroffen, die auf dem Speiseplan am meisten vertreten ist. Da wir Menschen aber alle Ernährungsbestandteile in der einen oder anderen Form für unseren Körper benötigen, lautet die zweite Frage meistens, wie man sich denn dann ernährt, wenn man mit sich im Reinen ist. Menschen, die in ihrer Mitte sind, greifen auf Nahrungsmittel möglichst vieler der sieben Ernährungsgruppen zurück. In keiner dieser Gruppen kommt es in irgendeiner Form zu Exzessen. Nichts wird besonders viel konsumiert, nichts wird überproportional weggelassen. Eiweiße, Fette oder Kohlenhydrate sind an sich also nicht – wie oft gemeint – besondere Indikatoren für emotionale Probleme. Erst wenn wir diese auffällig viel zu uns nehmen, ist es wahrscheinlich, dass wir hier genauer hinschauen müssen. Genauso wenig kann man sagen, dass Vegetarier, Veganer oder Menschen mit asketischen Ernährungsgewohnheiten ein emotional ausgeglicheneres Leben führen. Auch hier habe ich viele Menschen mit starken emotionalen Problemen kennengelernt. Was von der Ernährung her ethisch korrekt sein mag, hat nur in Ausnahmefällen Einfluss auf die emotionale Situation einer Person. Daher Stellung zu beziehen, was eine emotional richtige Ernährung wäre, ist nicht möglich. Je mehr Ernährungsgruppen die Menschen abdecken, desto emotional ausgeglichener scheinen sie zu sein.

In den meisten Fällen sind die drei Makro-Ernährungsgruppen betroffen: Proteine, Fette und Öle sowie Kohlenhydrate. Fast immer gibt es hier Ausreißer nach oben, was die relative Menge anbelangt. Aber gerade die Kombination mit anderen Ernährungsgruppen verschafft Klarheit. Nachfolgend sind beispielhaft einige solcher Kombinationen aufgeführt, wie sie immer wieder in der Praxis vorkommen.

Es ist egal, ob Sie viel eiweißreiche Nahrung zu sich nehmen oder sich ängstlich, unsicher, nicht wirklich geborgen fühlen, oder vermehrt unter Blasenentzündungen leiden oder sich generell kränklich fühlen: Ein Teil des emotionalen Problems ist auf jeden Fall in der Ernährungsgruppe 1 zu finden. Oder anders ausgedrückt: Die Farbe Rot entspricht Ihrer aktuell vorherrschenden emotionalen Situation. Da es mit großer Wahrscheinlichkeit auch noch in einer anderen Ernährungsgruppe Auffälligkeiten gibt, kombinieren Sie diese beiden Ernährungsgruppen bzw. Farben einfach miteinander, um ein besseres Bild zu bekommen und noch zielgerichteter die Ursache Ihres Problems eingrenzen zu können. Essen Sie zum Beispiel auch gerne Blattsalate, oder haben Sie ein Problem, sich selbst und/oder andere zu lieben, zu verzeihen oder generell Emotionen zuzulassen, oder leiden Sie unter Lungen- oder Herz-Kreislauf-Problemen, dann verbinden Sie Rot mit Grün bzw. die Ernährungsgruppe 1 mit der Ernährungsgruppe 4.

In den nachfolgenden Tabellen können Sie erkennen, welches emotionale Problem bei Ihnen sehr wahrscheinlich eine dominante Rolle spielt.

Ernährungsgruppe 1 (Rot)

- **Ernährungsgruppe 2 (Orange):** Unsicherheit bzgl. grundsätzlichen Beziehungen oder Sexualität. Essen oder Sexualität als Schlüssel zu Sicherheit und Geborgenheit.

- **Ernährungsgruppe 3 (Gelb):** Unsicherheit bzgl. Freiheit oder Selbstdefinition. Verstand, Macht, Kontrolle oder Freiheit als Schlüssel zu Sicherheit und Geborgenheit.

- **Ernährungsgruppe 4 (Grün):** Angst vor Liebe oder Beziehungen. Beziehung oder Liebe als Schlüssel zu Sicherheit und Geborgenheit.

- **Ernährungsgruppe 5 (Hellblau):** Unsicherheit, sich anzunehmen. Angst, sich auszudrücken. Selbstausdruck als Sicherheit. Hunger nach Sicherheit und Geborgenheit.

- **Ernährungsgruppe 6 (Indigo):** Unsicherheit bzgl. Spiritualität. Angst vor Übersinnlichem. Stärkere Identifizierung mit physischem Körper als mit Geist. Spiritualität als Schlüssel zu Sicherheit und Geborgenheit.

- **Ernährungsgruppe 7 (Violett):** Unsicherheit bzgl. Einheit mit allem Sein. Konfusion bzgl. männlicher und weiblicher Rolle. Angst vor Autorität. Einheit als Schlüssel zu Sicherheit und Geborgenheit. Vater anstatt Mutter als nährende Energie.

Ernährungsgruppe 2 (Orange)

- **Ernährungsgruppe 3 (Gelb):** Essen oder Sexualität als Schlüssel zu Macht, Kontrolle, Freiheit oder Selbstdefinition. Verstand sagt Körper, was er bekommen sollte, statt auf Emotionen selbst zu hören.

- **Ernährungsgruppe 4 (Grün):** Verwechslung von Sexualität und Liebe. Sexualität als Schlüssel zu Liebe – ohne Sex keine Liebe. Liebe als Schlüssel zu Sexualität.

- **Ernährungsgruppe 5 (Hellblau):** Essen oder Sexualität als Schlüssel zu Ausdruck oder gedanklicher Beschäftigung. Unerfüllter Hunger nach Essen oder Sexualität.

- **Ernährungsgruppe 6 (Indigo):** Sexualität als Schlüssel zu Spiritualität. Spiritualität als Schlüssel zu Sexualität.

- **Ernährungsgruppe 7 (Violett):** Essen oder Sexualität als Schlüssel zu Einheit mit allem Sein oder Vater. Vater als wichtige Erwägung bei Essen oder Sexualität.

Ernährungsgruppe 3 (Gelb)

* **Ernährungsgruppe 4 (Grün):** Verstand, Macht, Kontrolle oder Freiheit als Schlüssel zu Beziehungen oder Liebe. Kontrolle als Streitpunkt in der Beziehung. Sich stärker über die Beziehung definieren als darüber, was für einen selbst wahr ist. Beziehung als wichtiges Thema bzgl. Macht, Kontrolle, Freiheit oder Selbstdefinition.

* **Ernährungsgruppe 5 (Hellblau):** Macht, Kontrolle oder Freiheit als Schlüssel zu Selbstausdruck. Probleme mit Macht und Kontrolle als Hinderung anzunehmen. Hunger nach Macht, Kontrolle, Freiheit oder Selbstdefinition.

* **Ernährungsgruppe 6 (Indigo):** Verstand als Schlüssel zu Spiritualität – mentales Konstrukt von Spiritualität statt direkter Erfahrung. Macht, Kontrolle oder Freiheit als wichtiges Thema im Bereich der Spiritualität. Spiritualität als Schlüssel zu Macht, Kontrolle, Freiheit oder Selbstdefinition.

* **Ernährungsgruppe 7 (Violett):** Macht, Kontrolle oder Freiheit an Stelle von Vater oder Autorität. Verstand als Schlüssel zur Einheit mit allem Sein. Vater als Schlüssel zu Macht, Kontrolle, Freiheit oder Selbstdefinition. Probleme mit Autorität.

Ernährungsgruppe 4 (Grün)

* **Ernährungsgruppe 5 (Hellblau):** Liebe oder Beziehung als Schlüssel zu Selbstausdruck. Das Liebste und Teuerste hergeben als Ausdruck von Liebe und sich selbst benachteiligen. Sehnsucht oder Hunger nach Liebe und Beziehungen.

* **Ernährungsgruppe 6 (Indigo):** Liebe oder Beziehung als Schlüssel zu Spiritualität. Spiritualität als Schlüssel zu Liebe und Beziehungen.

- **Ernährungsgruppe 7 (Violett)**: Liebe oder Beziehung als Schlüssel zu Einheit mit allem Sein oder Vater. Vater als Schlüssel zu Liebe und Beziehungen.

Ernährungsgruppe 5 (Hellblau)

- **Ernährungsgruppe 6 (Indigo)**: Hunger oder Sehnsucht nach Spiritualität. Spiritualität als Schlüssel zu Selbstausdruck. Person hindert sich selbst daran, etwas anzunehmen, was sie für nicht spirituell hält.
- **Ernährungsgruppe 7 (Violett)**: Hunger nach Einheit mit allem Sein. Sehnsucht nach Orientierung und Führung. Sehnsucht nach dem Vater. Einheit mit allem Sein als Schlüssel zu Selbstausdruck. Vater oder Autorität als Schlüssel zu Selbstausdruck. Vater oder Autorität als Beeinträchtigung anzunehmen.

Ernährungsgruppe 6 (Indigo)

- **Ernährungsgruppe 7 (Violett)**: Spiritualität als Schlüssel zu Einheit mit allem Sein oder Vater. Verwechslung von Einheit mit allem Sein und Spiritualität. Einheit mit allem Sein als Schlüssel zu Spiritualität. Vater als wichtiges Thema in Spiritualität.

Sie können diese Tabellen auch mit mehr als nur zwei Ernährungsgruppen oder Farben kombinieren. Ihrer Kreativität und inhaltlichen Interpretationsfähigkeit der emotionalen Ursache sind dabei keine Grenzen gesetzt. Beachten Sie aber, dass die eigentliche Ursache eines Problems meistens in einer niedrigeren Ernährungsgruppe zu finden ist, die auf die frühe Kindheit zurückgeht. Je jünger wir beim Auftreten eines emotionalen Traumas waren, desto weniger Möglichkeiten hatten wir, auf emotional herausfordernde Situationen zu reagieren. Je früher also das Auftreten einer emotionalen Ursache, desto gewichtiger und bedeutender ist sie erfahrungsgemäß für unser weiteres Leben. Eine Ausnahme davon ist die Ernährungsgruppe 7 (Violett), da hier oftmals seelische bzw. karmische Ursachen vorliegen können und daher zumeist altersunabhängig sind.

Abgesehen von der immensen Bedeutung der Ernährung bekommen wir noch weitere Informationen über den emotionalen Zustand einer Person, indem wir uns ihre Krankheitsgeschichte anschauen. Wie ich bereits ausgeführt habe, bauen Krankheiten aufeinander auf. Der Körper eskaliert immer mehr, prägt immer stärkere gesundheitliche Probleme aus, um auf sich aufmerksam zu machen. Da Energie bekanntlich dorthin geht, wo sie gebraucht wird, dienen alle Symptome als sehr gutes Indiz, in welcher Ernährungsgruppe sich ein Energiestau findet. Zu verstehen, an welcher Stelle bzw. bei welchen Organen der Körper Alarm schlägt, ist ungemein hilfreich bei der weiteren Eingrenzung der Ursache in Kombination mit den Ernährungsgewohnheiten.

Unser Unterbewusstsein kommuniziert sehr gerne über Farben. Sie illustrieren sehr deutlich unseren eigenen emotionalen Zustand. Der bereits erwähnte Regenbogen ist daher für mich eine wichtige Ressource, um das vorherrschende Thema meiner Klienten noch näher eingrenzen zu können.

Die meisten Menschen sind erstaunt, was ihre Ernährung, ihre Regenbogenfarbe und ihre gesundheitlichen Probleme über sie preisgeben und was sie alles aufgrund ihres Verhaltens ablesen können.

Mit den eigenen Emotionen arbeiten

Die meisten Menschen sind überrascht, wie treffsicher die eigenen Ernährungsgewohnheiten ihr Leben und vor allem ihre Sicht auf das Leben beschreiben. Wir verstehen nun, wie die verschiedenen Emotionen zusammenarbeiten, um uns diejenigen Botschaften zu vermitteln, die wichtig für uns sind. Aber was können wir tun, damit wir wieder ein besseres Gefühl für unsere Bedürfnisse bekommen? Ich möchte Ihnen aufzeigen, was Sie tun können und welche Schritte notwendig sind, um mit Ihren Emotionen wieder in Kontakt zu kommen.

Überkochende Emotionen

Wenn ich meinen Klienten Zusammenhänge aufzeige und ihnen erkläre, wie sehr sie ihre eigenen Emotionen offensichtlich unterdrücken, verstehen sie manchmal die Welt nicht mehr, weil sie eigenen Angaben zufolge ja ein überaus emotionales Leben leben. Wie oft bekomme ich zu hören: »Fragen Sie meinen Mann, der kann ein Lied davon singen, wie emotional ich werden kann.« Und jedes Mal gebe ich diesen Klienten recht und glaube ihnen sogar, dass sie bestimmt sehr emotional reagieren können: Sie weinen, schreien, explodieren ... An dieser Stelle sehe ich immer in erleichterte Gesichter, da ich anscheinend genau verstanden und ins Schwärze getroffen habe. Gleichzeitig schüttle ich aber mit dem Kopf und lasse sie wissen, dass dies aber beweist, dass sie eben kein emotionales Leben führen. Jetzt sind diese Menschen meist komplett perplex. Was soll denn noch emotionaler werden als solch ein Verhalten?

Stellen Sie sich also bitte einmal einen Schnellkochtopf vor. Solch ein Topf ist so aufgebaut, dass er möglichst viel Druck standhalten kann. Sollte der Druck aber zu hoch werden, ist sicherheitshalber ein Überdruckventil eingebaut worden, das verhindert, dass es zu einer Explosion des Topfes kommt. Dieses Überdruckventil ist also dazu da, diesen Überdruck abzuleiten, damit das Gesamtsystem Schnellkochtopf möglichst keinen Schaden nimmt.

Auch wir Menschen sind solch ein Druckkochtopf. Wir sitzen auf einer Herdplatte, die wir als Leben bezeichnen können. Das Leben sorgt dafür, dass wir pausenlos neue Erfahrungen machen können, immer in Bewegung sind. Die Emotionen fühlen sich vom Leben angesprochen und geben uns die notwendigen Impulse, unser Leben so zu leben, wie es unserem Wesenskern entspricht. Diese Emotionen wollen gelebt werden, Beachtung finden, als Bedürfnisse wahrgenommen werden. Tun wir das nicht in ausreichendem Maße, beginnt sich also innerlich Druck aufzubauen – vergleichbar mit einem Schnellkochtopf. Unser Gesamtsystem ist derart gestaltet, dass es diesem Druck standhalten kann, damit umgehen und auch kompensieren kann. Unser Körper und unser Geist sind derart flexibel, dass sie lange Zeit einen erhöhten Druck ohne Schaden überstehen. Sollte es aber einmal zu viel werden, sieht unser Bauplan auch Maßnahmen vor, die diesen Überdruck abbauen. Während ein Schnellkochtopf in der Regel mit lediglich einem Überdruckventil ausgestattet ist, haben wir Menschen gleich drei. Jedes dieser Ventile ist für andere Druckverhältnisse ausgelegt, weshalb diese Ventile eskalierend anschlagen.

Sollte sich in uns der emotionale Druck derart aufbauen, dass eine kritische Schwelle überschritten wird, aktiviert sich unser erstes Ventil: Unsere Augen. Wir beginnen zu weinen. In der Therapeutik gibt es eine ganz einfache Gleichung. Sie besagt, dass jede Träne, die unsere Augen nicht weinen, letztlich unsere Organe weinen. Kein Wunder, denn die Energie muss ja irgendwo hin.

Weinen ist also wichtig für unsere Gesundheit. Weinen ist ein sehr deutlicher Ausdruck von Emotionen. Aber nicht, weil wir auf unsere eigenen Emotionen eingehen, sondern weil der Druck in uns derart hoch ist, dass es nur eines kleinen Funken von außen bedarf, dass dieses Ventil anschlägt. Wir sind also nicht zu nahe am Wasser gebaut oder überaus sensibel und können uns auf andere Menschen einlassen. Genau das Gegenteil ist oftmals der Fall. Wir weinen, weil wir eben nicht ausreichend bereit sind, uns mit dem Lebens auseinanderzusetzen. Unser Überdruck bahnt sich einfach den Weg. Erkennen Sie hier den Zusammenhang zur Ernährungsgruppe 4?

Wir wissen alle aus eigener Erfahrung, wie wohltuend es sein kann, einfach einmal befreit zu weinen. Druck abzubauen. Oftmals fühlt es sich danach wie Sonnenschein nach einem starken Gewitter an. Wir fühlen uns leichter, freier und können wieder durchatmen. Warum weinen wir also nicht öfter, um Druck abzubauen? Erfahrungsgemäß hängt es genau daran, dass die meisten Menschen eben kein oder nur wenig Interesse haben, sich mit ihren eigenen Emotionen auseinanderzusetzen. Emotionen werden gerne als Schwäche interpretiert und verstanden. Emotionen sind nicht kontrollierbar. Sie lassen sich nicht wirklich bewerten, obwohl wir eine klare Wertung für dieselben haben. Wir können weder abschätzen, wann Emotionen hochkommen, noch in welcher Form oder welchem Ausmaß. Sicherheitshalber verschließen sich also viele Menschen vor ihren eigenen Emotionen. Bis sich dieses Sicherheitsventil von selbst aktiviert oder einen Impuls von außen bekommt. Druck wird abgebaut und das Gesamtsystem ist wieder etwas entspannt. Kurzfristig, denn inhaltlich hat sich ja nichts weiter verändert. Die eigenen Emotionen werden folglich selten anders wahrgenommen oder gar beachtet. Der Druck kann sich also wieder genauso aufbauen wie bisher.

Das eigentliche Problem fängt aber dann an, wenn der Druck schneller ansteigt als es das Ventil »Tränen« abbauen kann. Dies kann der Fall sein, wenn sich Menschen verbieten zu weinen. Vor allem bei Männern ist das ein immer wieder vorkommendes Verhalten. Von klein auf haben sie gelernt, dass es nicht männlich ist, Emotionen zu zeigen. »Echte Männer weinen nicht«. Von ihnen wird teilweise noch immer erwartet, dass sie stark sein sollen. Aber auch Frauen haben immer mehr verlernt, schwach sein zu dürfen. Dies bringt teilweise die veränderte Rolle der Frau mit sich, die auch im Berufsalltag ihren Mann stehen muss. Emotionen sind dabei oftmals nicht gewünscht, ja sogar hinderlich. Wir entsprechen dabei weitgehend den Vorgaben der Gesellschaft, die alles Emotionale nur in Ausnahmesituationen toleriert.

Es kann aber auch sein, dass zwar das »Tränen«-Ventil anschlägt, aber aufgrund des schnell anwachsenden inneren Drucks diesen nicht mehr ausreichend abbauen bzw. transformieren kann. Um in solchen Situationen zu verhindern, dass dieser Kochtopf unkontrolliert explodiert, hat unser Gesamtsystem vorgesorgt und ein zweites Sicherheitsventil eingebaut: Wut und Aggression. Es spielt dabei keine Rolle, in welcher Situation wir gerade explodieren, aber dieser immense Druck musste jetzt abgebaut werden. Das musste jetzt einfach gesagt und geklärt werden. Punkt. Kennen Sie das? Dieser innere Druck entlädt sich also explosionsartig, oftmals ohne Rücksicht auf Verluste. Insbesondere Cholerikern ist solch eine Situation sehr vertraut. Aber auch anderen Menschen sind solche Augenblicke nicht unbekannt. Gut, dass wir nicht immer eine Waffe dabei haben.

Als ich einmal in einem Vortrag über dieses Thema gesprochen hatte, unterstellte mir ein Zuhörer, ich würde Gewalt verherrlichen anstatt Liebe zu propagieren … Ich könnte gar nicht weiter davon entfernt sein! Natürlich geht es nicht darum, seiner Wut einfach freien Lauf zu lassen und blindwütig um sich zu schlagen. Es geht ausschließlich darum, seinen Emotionen Ausdruck zu verleihen. Endlich zu sich zu stehen, auf seine eigenen Bedürfnisse einzugehen und seine eigene Wahrheit auszudrücken, anstatt sie weiterhin zu unterdrücken und alles runterzuschlucken. Ist es nicht genau das, was wir auch in der Ernährungsgruppe 5 besprochen hatten? Die Liebe zu sich selbst aufzubringen und zu dem zu stehen, was uns wirklich bewegt? Unseren Emotionen eine Stimme geben. Es bedarf nur des richtigen Kanals, um all dem, was sich in uns aufgestaut hat, Ausdruck zu verleihen. Es fängt aber alles mit der Liebe zu uns selbst an. Nicht mehr etwas zurückhalten, nur weil es von uns erwartet wird.

Was passiert nun aber, wenn wir es uns selbst verbieten, diese aufgestaute Wut loszuwerden? Wir Eltern bläuen unseren Kindern ja auch immer wieder ein: Wut und Aggression sind keine akzeptablen Verhaltensweisen, sie sind unerwünscht. Ist es dann ein Wunder, wenn manche Menschen selbst dieses Ventil verstopft haben, weil sie es sich selbst nicht zugestehen, Emotionen an dieser Stelle abzubauen? Wir stehen innerlich immens unter Druck, Tränen reichen nicht mehr aus oder sind nicht erwünscht. Wut und Aggression gestehen wir uns selbst nicht zu. Selbst regelmäßiges Explodieren kann diesen Überdruck auf längere Sicht nicht eindämmen. Der Druck steigt also stetig weiter an. Irgendwo muss diese Energie ja hin. Wir wissen, dass sich Energie nicht vernichten lässt. Wohin wird sie also gehen, wenn sie nicht abgebaut oder transformiert wird?

Jede Träne, die die Augen nicht weinen, weinen unsere Organe. Wir werden krank. Unser Körper lässt uns wissen, dass das System überlastet ist. Krankheit als Botschaft. Unser drittes und letztes Sicherheitsventil. Ist das immer der Fall? Ja, ausnahmslos. Diese eben aufgezeigte Eskalationskette läuft pausenlos ab. Je schwerwiegender das Symptom, desto größer die Botschaft. Je größer die Botschaft, desto größer das emotionale Ungleichgewicht. Eine der stärksten solcher Botschaften ist Krebs. »Jetzt musst du auf mich hören, ob du willst oder nicht«, ist die Aussage des Körpers. Wenn wir jetzt wieder nicht zuhören, kennen wir das Ende dieses Spiels.

Was passiert aber, wenn der Körper gelernt hat, dass egal welche Symptome er ausprägt, wir einfach nicht zuhören? In diesem Fall lässt er es im wahrsten Sinn des Wortes knallen. Durchknallen! Schlaganfall! Bei Glück im Unglück treten vielleicht nur partielle Lähmungen oder ähnliche Symptome auf. Diese weisen dann darauf hin, dass dieser Schnellkochtopf Mensch nun weitgehend unkontrolliert explodiert ist. All die zuvor erwähnten Sollbruchstellen haben nicht mehr ausgereicht, um das Drama zu verhindern. Unter Umständen kommen wir mit einem Nervenzusammenbruch noch verhältnismäßig gut weg, die Uhr weist jedoch mehr als deutlich auf 5 Minuten vor 12!

Neutralität der Emotionen

Unser Verstand analysiert, kontrolliert, bewertet und beurteilt bekanntlich alles. Dabei arbeitet er zumeist mit Polaritäten, um schneller zu einer Entscheidung kommen zu können, die unser Überleben sichert. Entweder ist etwas richtig oder falsch, gut oder böse, positiv oder negativ, gefährlich oder ungefährlich. Natürlich spielt sich das reale Leben selten in diesen Extremen ab. Alles ist relativ. Unser Verstand kann damit aber nur sehr begrenzt umgehen. Er bleibt daher gerne bei einer absoluten Haltung und favorisiert eine Schwarz-Weiß-Sicht. Das macht er nicht nur bei faktischen Dingen, sondern auch bei unseren Emotionen. So unterscheidet unser Verstand Emotionen gern in positiv und negativ. Liebe zum Beispiel ist demnach positiv, Angst, Schuldgefühle, Wut und Trauer etc. sind negativ. Aber sind sie das wirklich?

Nehmen wir das Beispiel Wut. Für die meisten Menschen ist Wut eine der stärksten negativen Emotionen. Wir wissen um die zerstörerische Wirkung von Wut, wenn sie ungefiltert losbricht. Wütende Menschen werden gerne gemieden. Aber stellen Sie sich einmal vor, wie Ihr Leben ohne Wut wäre? Sie könnten sich keine Luft machen, wenn es Ihnen zu viel wird. Ohne Wut und Aggression könnten wir in Gefahrensituationen weder fliehen noch kämpfen. Ist Wut also vielleicht doch nicht so schlecht, oder kommt es vielleicht auf den Umstand an?

Oder nehmen wir Liebe. Jeder von uns kennt sie. Wie schön ist es doch, verliebt zu sein, Liebe zu spüren. Diese damit einhergehende Geborgenheit ist so wichtig für uns alle. Ohne Liebe können wir nicht leben. Sie ist die stärkste Emotion von allen, eine Energie, die alles überwinden und heilen kann, die alles miteinander verbindet und zusammenhält. Wie positiv kann Liebe also noch werden? Wenn ich Sie aber nun zum Beispiel mit meiner Liebe überschütte, wie lange werden Sie das wohl schön finden? Wahrscheinlich werden Sie mich relativ rasch wissen lassen, dass es nun genug ist und es Ihnen allmählich zu viel wird. Bei Empfang von zu viel Liebe reagieren die meisten Menschen eher abweisend, da es unangenehm wird. Ist Liebe also doch nicht ganz so positiv, wie wir sie vorhin gesehen haben?

Wir haben uns eben zwei Emotionen beispielhaft angesehen. Wir könnten diese Diskussion mit allen Emotionen fortsetzen und kämen jedes Mal zum gleichen Schluss. Egal welche Emotionen, sie sind weder positiv noch negativ. Sie *sind* einfach. Sie sind nicht einfach, aber sie *sind*. So wie sie sind, sind sie gut und richtig. Erst das, was wir aus bzw. mit den Emotionen machen, kann beurteilt und bewertet werden. Und das ist auch gut so.

Diese Neutralität von Emotionen ist eine ganz wichtige Erkenntnis, da dies bedeutet, dass wir keine Angst oder Scheu haben müssten, uns mit diesen näher auseinanderzusetzen. Es ist lediglich unsere individuelle Reaktion, wie wir mit diesen Emotionen umgehen, die eine Bewertbarkeit zulässt und wir uns letztlich gut oder schlecht fühlen. Emotionen selbst sind und bleiben aber stets neutral.

Ein dreistufiger Prozess

Die Arbeit mit unseren Emotionen folgt einem dreistufigen Prozess:

1. Stufe: Eigene Emotionen bewusst wahrnehmen.

2. Stufe: Akzeptieren, dass diese Emotionen Teil von uns selbst sind und da sein dürfen.

3. Stufe: Diese Emotionen aktiv leben.

Je länger ich mit meinen Klienten arbeite, desto deutlicher stelle ich fest, wie viele davon schon Schwierigkeiten mit dieser *ersten Stufe* haben. Wir dürfen aber unsere Emotionen nicht mehr länger ignorieren und verdrängen. Wir lassen sie hier ganz bewusst zu. Sehr viele meiner Klienten sind sich aber ihrer eigenen Emotionen gar nicht bewusst. Allein die Frage, wie es ihnen geht, lässt sie oftmals schon stottern, da sie es selbst nicht wissen. »Gut« ist dann meistens die eingelernte Verlegenheitsantwort. Aber wie geht es uns wirklich? Vielleicht fühlen sich einige nicht so gut, die wenigsten können aber sagen, was genau sie beschäftigt. Es ist oftmals ein diffuses Gefühl, eine sehr undeutliche Wahrnehmung, wie es in uns tatsächlich aussieht. Meistens sind wir erst in der Lage, dieses Gefühl zu beschreiben, wenn wir es körperlich wahrnehmen. Wir haben Schmerzen, sind verspannt, fühlen uns energielos, nervös oder sind gut aufgelegt. Erst die Interpretation von Emotionen auf körperlicher Ebene, also Gefühle, lässt uns manchmal erst uns selbst wahrnehmen. Wir nehmen dann unsere Gefühle wahr, fühlen aber noch immer nicht unsere Emotionen.

Dies ist oftmals darauf zurückzuführen, dass wir nie wirklich gelernt oder es gar abtrainiert bekommen haben, über das zu reden, was uns bewegt. Nicht nur anderen gegenüber, sondern auch uns selbst gegenüber offen zu werden, wie es in uns aussieht. Was hält uns aber eigentlich davon ab, dies zu tun? Leider haben wir meist schlechte Erfahrungen gemacht, wenn wir offen waren. Gerade Menschen, deren Probleme der Ernährungsgruppe 2 zuzuordnen sind, kennen dies sehr genau. Wir übergehen das, was wir fühlen. Und warum sollen wir dann überhaupt noch zuhören, wie es in uns emotional aussieht? Wir beginnen, uns also von uns selbst zu distanzieren. Meistens ist das eine Schutzfunktion, weil wir nicht gelernt haben, diese Emotionen zu kanalisieren. Anstatt uns mit uns selbst auseinanderzusetzen und in uns hineinzuhören, drehen wir lieber den Spieß um und suchen einen Schuldigen im Außen.

Haben Sie sich schon einmal überlegt, warum Sie sich in Ihrer Partnerschaft, mit der Familie oder mit Freunden immer wieder streiten? Die natürliche Reaktion meiner Klienten ist meistens, dass der andere eben provoziert oder uns nicht die

Wertschätzung entgegenbringt, die wir erwartet hätten. Fangen wir einmal mit dem Letzten an: Erwartung. Wenn wir etwas erwarten, bewerten wir. Wenn wir vorurteilslos an eine Sache herangehen, können wir auch keine Erwartung haben. Warum sollen wir also von jemand anderem etwas erwarten, wenn wir selbst nicht bereit sind, es uns zu geben? Wir erwarten, dass die andere Person etwas macht, was uns viel bedeutet. Tun Sie das aber auch für sich selbst? Geben Sie sich auch immer das, was Sie brauchen? Wird hier also gerade etwas gespiegelt?

Und wie sieht es mit der angeblichen Provokation aus? Sind wir doch einmal ehrlich: Streiten macht nur so lange Spaß, so lange der andere dabei auch mitmacht. Versuchen Sie einmal mit jemandem zu streiten, der keine Lust darauf hat. Eine ganz schön frustrierende Angelegenheit, oder? Wir können also nur dann streiten, wenn unser Gegenüber bei uns einen Punkt drückt, den er besser nicht gedrückt hätte. Dieser Punkt ist ausnahmslos immer eine noch offene Wunde, in die unser Gegenüber seine oder ihre Finger legt. Und das tut weh. Und um diesen Schmerz loszuwerden, weitere Schmerzen abzuwehren, ist Angriff oftmals die beste Verteidigung. Wir streiten also.

Ist dabei aber wirklich unser Gegenüber dafür verantwortlich, dass wir Schmerzen verspüren? Oder haben wir es nicht bislang verabsäumt, diese offene Wunde so weit zu behandeln, dass sie abheilen kann? Können wir wirklich jemand anderen dafür verantwortlich machen, dass wir etwas nicht ausreichend aufgearbeitet haben? Unser Partner, unser Gegenüber weist uns letztlich immer nur auf unsere eigenen Unzulänglichkeiten hin. Natürlich ist das nicht immer angenehm. Sich darüber aber zu ärgern und deshalb negativ auf die andere Person zu reagieren, ist sicherlich der falsche Weg.

Wenn wir uns schon ärgern, dann eher über uns selbst. Weil wir daran erinnert werden, welche emotionalen Probleme wir schon seit langer Zeit noch immer nicht zufriedenstellend gelöst haben.

Sobald wir bereit sind, Emotionen überhaupt zuzulassen und sie bewusst wahrzunehmen, können wir uns auf die *zweite Stufe* einlassen: Wir gestehen uns selbst ein, dass diese Emotionen zu uns gehören. Wir sind Menschen mit Emotionen, wir sind emotionale Wesen. Das Leben ist nicht immer von eitel Sonnenschein und rosaroten Wolken begleitet, sondern auch Gewitter, Sturm und Hagel gehören dazu. Gerade diese Vielfalt macht unser Leben erst lebenswert und wunderschön. All diese Emotionen dürfen da sein, sie sind ein Teil von uns. Ich bin ein Mensch mit Emotionen jeglicher Art und stehe dazu.

An dieser Stelle reicht es nicht mehr aus, sich seiner Emotionen einfach nur bewusst zu werden, sondern wir sollten sie aktiv in unser Leben einbauen. Egal ob wir diese Emotionen nun schön finden oder nicht. Sie gehören zu uns.

Die *dritte Stufe* bedeutet: Leben Sie Ihre Emotionen! Denn erst das Ausleben der Emotionen befriedigt unsere Emotionen und somit auch uns selbst. Wir haben dann das Gefühl, am Leben teilzunehmen. Also nicht runterschlucken, sondern Emotionen bewusst, aber respektvoll ausleben. Nicht um uns selbst und anderen Menschen Schaden zufügen, sondern um eins mit uns selbst zu werden. Dabei ist es wichtig, dass wir den Respekt für uns selbst und andere wahren. Niemand ist schuldig für unsere Emotionen. Nur wir sind Herr über diese. Wir können sie direkt ausleben, indem wir in den Keller oder in ein Fitnessstudio gehen und zum Beispiel auf einen Sandsack einschlagen, um uns dort abzureagieren. Unter Umständen ist es schon ausreichend, dass wir uns selbst und anderen offen eingestehen, wie es uns geht. Allein schon das Aussprechen dessen, was wir fühlen, kommt einem Leben der Emotionen gleich. Vielleicht können wir unsere emotionalen Energien auch umwandeln bzw. transformieren, indem wir aufschreiben, was wir fühlen, malen, musizieren, uns zurückziehen, einfach nur einmal weinen, mit Freunden ausgehen oder uns für Neues öffnen.

Eine Klientin, Birgit, hatte mit 110 kg Gewicht sichtlich zu viel auf den Hüften. Aus genau diesem Grund kam sie in meine Praxis, damit ich ihr mittels Hypnose helfe abzunehmen. Wir haben uns entschlossen, die emotionale Ursache für ihr Übergewicht herauszubekommen und aufzuarbeiten.

In dieser Sitzung hat sich Birgit in tiefer Trance an eine Situation erinnert, in der sie knapp vier Jahre alt war. Ihre Mutter hatte zum Mittagessen Sardinen mit Salzkartoffeln zubereitet. Da dies nicht unbedingt der Geschmack dieses kleinen Mädchens war, hat sie ihre Mutter gefragt, ob sie nicht etwas anderes essen dürfte. Ihr Vater, cholerisch veranlagt, hat ihr für diese vermeintlich unglaubliche Frechheit eine Ohrfeige verabreicht und sie zur Strafe für den Rest des Tages ohne Essen in ihr Zimmer gesperrt. Kein Wunder, dass dieses kleine Mädchen, so allein in seinem Zimmer, Angst bekam. Darüber hinaus fühlte sich Birgit hilflos und unverstanden, weil sie einfach nicht wusste, was sie falsch gemacht hatte. Sie hatte ja nicht gesagt, dass sie die Sardinen mit Salzkartoffeln nicht essen würde oder dass es ihr nicht schmeckt. Sie hatte einfach nur gefragt, ob sie nicht etwas anderes zum Essen bekommen könnte. Dass ihr Vater sauer auf sie war, war offensichtlich, aber was hatte sie eigentlich ihrer Mutter angetan? Warum hat sich ihre Mutter in dieser Situation nicht gegen den Vater gestellt und das kleine Mädchen beschützt? Warum kommt die Mutter nicht einmal in ihr Zimmer, um mit ihr zu reden und ihr das Gefühl von Geborgenheit zu geben? Das Gefühl, alleine gelassen zu sein, machte sich also auch breit.

Als Birgit zu mir in die Praxis kam, war sie Ende 40 und verheiratet. Liebe und Zuneigung waren schon lange kein Thema mehr in ihrer Beziehung. Ihr Mann schaute nach eigenen Angaben nicht einmal mehr von der Zeitung auf, wenn sie mit ihm reden wollte oder ließ sie wissen, dass es ihn nicht interessiert oder er mit wichtigeren Dingen beschäftigt ist. Es kam auch immer wieder vor, dass er ohne Erklärung abends aufgestanden ist und die Wohnung verlassen hat. Weder erfuhr sie, wohin er geht, noch wann er wiederkommt. In diesen Momenten kamen genau dieselben Emotionen wie damals wieder hoch, als sie als kleines Mädchen den ganzen Tag in ihrem Zimmer eingesperrt war: Angst, Unverständnis, Hilflosigkeit, Einsamkeit.

Birgit hatte damals für sich abgespeichert, dass es besser gewesen wäre aufzuessen, da sie dadurch diese unangenehmen Emotionen umgangen hätte. Und genau diese Wahrheit lebt Birgit mit Ende 40 heute: Sie fängt an zu essen, sobald diese Emotionen hochkommen. Mit Essen gehen diese unangenehmen Emotionen bei ihr wieder weg. Eiweißhaltiges, Fettes, Zucker- und Stärkehaltiges müssen dann als Ersatzbefriedigung herhalten. Kein Wunder, dass Birgit in diesem Umfeld zu viel isst. Sie spricht nicht aus, was sie fühlt – weder sich selbst noch anderen gegenüber. Sie erträgt es und schluckt im wahrsten Sinn des Wortes alles runter.

In dieser Hypnosesitzung ist es Birgit bewusst geworden, warum sie zu viel Gewicht mit sich herumschleppt. Sie hat auch verstanden, dass der Schlüssel zu einer Besserung darin liegt, dass sie anfängt, ihren Emotionen Luft zu machen, anstatt sie mit Essen zu verdrängen.

Nach etwa drei Monaten bekam ich einen Anruf von ihr, in dem sie mir freudestrahlend mitteilte, dass sie seither an ihrem eigentlichen Essverhalten nichts verändert hat. Sie hatte aber ihren Mann unmissverständlich wissen lassen, wie sie sich fühlte, wenn er wieder so mit ihr umsprang. In diesen wenigen Wochen hat sie knapp 15 kg abgenommen. Auch die Beziehung zu ihrem Mann hatte sich positiv verändert. Allein das Aussprechen ihrer Emotionen war ausreichend, um ihr selbst diese emotionale Befriedigung zu geben, die sie brauchte. Ihre Emotionen mussten daher nicht mehr auf Essen als Ersatzbefriedigung zurückgreifen. Ihr Körper konnte also entspannen und diesen Schutzwall aus Körperfett abbauen, da er nicht mehr in dieser Intensität benötigt wurde.

Dieses Beispiel zeigt, wie wenig manchmal ausreicht, um seine Emotionen wirklich zu leben. Die Effekte stellen sich meistens umgehend ein. Nicht immer sind also große Anstrengungen nötig. Allein das Achten auf die eigenen Bedürfnisse macht meistens schon den großen Unterschied.

Vereinfacht dargestellt reflektiert die *erste Stufe* dieses dreistufigen Prozesses der Arbeit mit unseren Emotionen die Ernährungsgruppe 2. Die *zweite Stufe* entspricht der Ernährungsgruppe 4 und die *dritte Stufe* der Ernährungsgruppe 5.

Je mehr wir also unsere Emotionen zulassen, je mehr Regenbogenfarben wir Schritt für Schritt mitnehmen, desto schneller kommen wir an dieses Weiß heran, was nichts anderes als die Addition aller Farben ist. Wir spüren dann diese Liebe und werden zusehends eins mit uns selbst. Keine Emotion hat mehr eine wirkliche Bedeutung, weil wir selbst reine Emotion sind. Wir sind weder gut noch schlecht. Wir *sind*.

Zwei Grundsätze für die Arbeit mit den Emotionen

Wie kommen wir aber dorthin? Immer wieder werde ich von meinen Klienten gefragt, was sie tun können, um sich ihrer eigenen Emotionen wieder bewusst zu werden. Die meisten

Menschen, die zu mir kommen, haben ja genau dieses Problem, dass sie eben keinen ausreichenden Zugang mehr zu sich haben.

Raus in die Natur

Die meisten meiner Klienten sind bei diesem Ansatz überrascht: Raus in die Natur! Mindestens eine Stunde pro Tag, sieben Tage die Woche für mindestens zwei bis drei Monate. Dabei spielt es keine Rolle, wann und wo. Hauptsache, wir haben die Möglichkeit für mindestens 60 Minuten am Tag, alleine, in der Natur zu sein und diese auf uns wirken zu lassen. Je weiter wir dabei von der Zivilisation entfernt sind, desto besser. Garten oder Park sind daher nicht optimal, da wir hier zu viel Ablenkung finden würden. Wir gehen auch nicht mit dem Hund Gassi, wir nutzen die Zeit nicht zum Joggen, Nordic Walken oder Radfahren, wir gehen nicht mit einer vertrauten Person spazieren oder machen einen Umweg auf dem Weg zum nächsten Supermarkt. Wir hören keine Musik oder machen uns Gedanken über die noch zu erledigenden Dinge. Es geht wirklich darum, die Natur einfach auf uns wirken zu lassen. Je mehr Zeit wir dabei für uns haben, je mehr wir abschalten können, desto besser.

Gerade bei sehr kopflastigen Menschen kenne ich nichts Besseres, als den täglichen Rückzug in die Natur. Die Natur hilft uns zu entschleunigen, wieder ein Auge für die Schönheit des Lebens zu entwickeln, den Frieden der Einfachheit zu genießen und unsere Emotionen hochkommen zu lassen. Vor allem unser Verstand wird in der Natur deutlich ruhiger. Denn die Natur *ist* einfach. Sie ist. Vollkommene Neutralität. Und genau das wird dem Verstand vermittelt. Er beginnt sich also mit der Zeit zu langweilen und daher zurückzuziehen. Dies kann individuell unterschiedlich viel Zeit in Anspruch nehmen. Je kopflastiger die Person, desto hartnäckiger der Verstand. Dabei kann es durchaus vorkommen, dass der Verstand 45 Minuten braucht, um zu erkennen, dass er in der Natur nichts ausrichten kann. Sobald sich der Verstand aber beginnt zurückzuziehen, macht er den Weg frei für das Unterbewusstsein, und die Emotionen können ungefiltert hochkommen. Je mehr Zeit unsere Emotionen haben, sich zu zeigen, desto besser. Deshalb ist diese eine Stunde pro Tag wirklich nur ein Mindestwert, der nicht unterschritten werden sollte. Sobald die Emotionen beginnen hochzukommen, beginnt der Verstand zu merken, dass es gar nicht so gefährlich ist, wie es vorher den Anschein hatte. Die Emotionen sind gar nicht so böse wie erwartet. Der Verstand beginnt mit der Zeit auch hier zu lernen, dass genau wie die Natur eben auch die Emotionen vollkommen neutral sind.

Nach ca. 10 bis 25 Tagen, die wir täglich in der Natur verbringen, passiert dann erfahrungsgemäß meistens etwas sehr Spannendes: Auf einmal haben wir das Bedürfnis zu weinen, bitterlich zu weinen. Aus einem vollkommen unerfindlichen Grund kommt Trauer hoch, die sich ihren Weg bahnt. Oder wir haben das Bedürfnis, diesen Ast am Boden zu nehmen und wie ein Geisteskranker damit vor lauter Wut auf den nächsten Baum einzuschlagen. Oder wir fühlen uns nach Tanzen und Singen oder möchten nichts lieber tun, als den Baum vor uns zu umarmen. Egal welche emotionalen Ausbrüche wir erleben, an dieser Stelle kommen wir das erste Mal wieder wirklich hautnah in Kontakt mit uns selbst. Wie eine Zwiebel, die mehrere Schichten hat, beginnen wir in den darauf folgenden Tagen und Wochen all den emotionalen Müll, der sich unter Umständen seit Jahren angesammelt hat, in der Natur abzuarbeiten. Es fühlt sich wie eine Befreiung an. Dieses Abarbeiten kann dabei mehrere Wochen dauern.

In dieser Zeit merken wir, wie gut es uns tut, draußen in der Natur zu sein und wieder in Kontakt mit uns selbst zu kommen. Wir merken, wie viel mehr Energie wir haben, wie viel besser wir uns fühlen. Diese tägliche Zeit in der Natur wird dadurch immer länger, weil wir dieses Gefühl konservieren wollen. Wir beginnen wieder mehr für uns selbst zu tun. Etwas, das uns guttut. Wir beginnen wieder in Einklang mit unseren Bedürfnissen zu leben. Dies hat folglich massive Auswirkungen auf unser Leben auch abseits der Natur, weil der Kontakt zu uns selbst zu einer größeren Selbstverständlichkeit wird. Wichtig dabei ist aber, dass wir keinen Tag auslassen. Diese Zeit für uns in der Natur sollte ein fester Bestandteil im Tagesablauf werden, den wir akribisch planen. Wir sollten es uns selbst wert sein. Denn wir treffen dort auf die wichtigste Person in unserem Leben und lernen sie wirklich gut kennen: nämlich uns selbst.

Liste nicht mehr akzeptabler Dinge

Oftmals kommen Leute in meine Praxis, die sich mit dem Sinn ihres Lebens auseinandersetzen möchten. Auch wenn es nicht gleich so tief gehend sein soll, stellen sich viele die Frage: Was will ich eigentlich? Was würde mir Spaß machen? Was gibt mir Energie, wofür brenne ich? Viele Menschen haben aber die Verbindung zu sich und ihren eigenen Bedürfnissen verloren. Diese Menschen müssen nicht notwendigerweise depressiv sein. Sie haben einfach für sich erkannt, dass das Leben, wie sie es aktuell führen, ihnen nicht mehr das gibt, was sie eigentlich erwarten. Wie soll es in diesem Zustand möglich sein, klar zu erkennen, wofür man selbst steht? Wie soll man diese Fragen für sich beantworten können, wenn man sich selbst eigentlich gar nicht mehr kennt?

Die vielen Jahre in meiner Praxis haben mich gelehrt, dass die wenigsten Menschen diese Fragen beantworten können. Wie sollen wir verstehen, was wir möchten, wenn wir nicht einmal wissen, was wir *nicht* möchten? Wie sollen wir uns klar für etwas entscheiden, wenn wir nicht einmal die Kriterien kennen, wonach wir uns entscheiden sollen?

Haben Sie sich schon einmal Gedanken gemacht, wie viel Energie Sie für Dinge aufwenden, die Sie eigentlich gar nicht möchten? Nur um zu verhindern, dass sie eintreten oder um sie abzuwehren?

Die folgende Vorgehensweise hilft, Klarheit über die Dinge zu gewinnen, die Sie wirklich möchten.

- Nehmen Sie sich ein leeres Blatt Papier, und beginnen Sie all diejenigen Dinge aufzulisten, die Sie ab sofort nicht mehr haben möchten. Legen Sie Blatt und Stift an eine zentrale Stelle in Ihrem Zuhause. Wann immer Ihnen etwas einfällt, schreiben Sie es sofort auf.

- Werden Sie so konkret wie möglich. Werden Sie kreativ und reflektieren Sie, was Ihr Leben aktuell bestimmt. Sie werden feststellen, dass Ihnen einiges einfallen wird, Sie aber nach einigen Tagen das meiste wieder durchgestrichen haben. Sie werden feststellen, dass es Ihnen nicht konkret genug war. Und Sie werden von Tag zu Tag die Dinge besser beschreiben und formulieren können, die Sie nicht mehr möchten. Nach erfahrungsgemäß etwa 10 Tagen werden Sie bereits mehrere Seiten beschrieben haben, wobei das allermeiste wieder durchgestrichen wurde. Nur etwa 4 bis 7 Sätze werden noch auf dieser Liste stehen. Sätze, die zwischenzeitlich von Ihnen derart klar formuliert wurden, dass Sie genau wissen, was Sie nicht mehr wollen. Sie haben es geschafft, Ihr Leben auf das runterzubrechen, was

Ihnen bislang die meiste Energie geraubt hat. Es mögen relativ banale Dinge sein, aber das spielt keine Rolle.

* Fragen Sie sich, ob Sie wirklich bereit sind, keinerlei Ausreden mehr zuzulassen und all diese Dinge vehement anzugehen, die jetzt auf dieser Liste stehen. Falls nein, drehen Sie noch eine weitere Schleife. Wenn Sie die Frage mit einem klaren Ja beantworten können, führen Sie sich nun vor Augen, wie viel Energie Sie bislang jeden Tag aufgewendet haben, um all diese Themen in den Griff zu bekommen. Wahnsinn, oder? All diese Energie haben Sie für etwas verbrannt, was Sie ohnedies nicht wollten.

Wenn Sie nun bereit sind für sich einzustehen und all diejenigen Personen und Dinge aus Ihrem Leben zu verbannen, die Ihnen nicht (mehr) gut tun, werden Sie feststellen, wie viel emotionale Energie Ihnen nunmehr zur Verfügung steht, Ihr Leben so zu gestalten, wie es Ihren eigenen Bedürfnissen entspricht. Haben Sie Mut zu klaren Schnitten – auch wenn sie wehtun mögen. Nichts und niemand sollte das Recht bekommen, Sie schlecht fühlen zu lassen. Es liegt in Ihrer eigenen Verantwortung, Ihr Leben selbstbewusst zu leben und dafür einzustehen, was Ihrem Leben Wert gibt. Niemand kann und wird Ihr Leben leben. Ist es somit nicht an der Zeit, dass Sie es nun selbstbestimmt tun? Nehmen Sie sich also die Freiheit, so zu sein, wie es Ihrem Wesenskern entspricht.

Liebe und Vergebung

Bedingungslose Liebe ist die Uremotion, von der sich alle menschlichen Emotionen ableiten. Diese Liebe ist nichts weniger als »Eins sein mit sich selbst«. Erst wenn wir mit uns im Reinen sind, frei sind von Anhaftungen, Vorurteilen, Bedingungen und Bewertungen und dadurch diese unbeschreibliche Ruhe, diesen Frieden in uns spüren, dann sind wir eins mit uns und allem um uns herum.

Fast alle körperlichen Symptome haben ihre Ursache letztlich im Mangel an dieser Liebe. Wenn Liebe also Einssein mit sich selbst bedeutet, heißt das aber auch, dass vor allem ein Mangel an Selbstliebe ursächlich ist für die meisten Probleme, die uns beschäftigen. Alle Emotionen sind somit nur Facetten des Fehlens von Selbstliebe. Dies bedeutet nichts anderes, als dass wir nicht das tun, was wir wirklich tun wollen oder bräuchten. Weder hören wir wirklich auf unsere innere Stimme, noch drücken wir unsere Wahrheit entsprechend aus. Wir ordnen uns anderen Menschen oder äußeren Zwängen unter, anstatt unser Leben aktiv und eigenverantwortlich in die Hand zu nehmen.

Wenn wir uns also selbst nicht wirklich lieben und akzeptieren können, wie wir sind, wenn wir uns selbst nicht das Recht zusprechen zu sein, wie wir sein wollen, wie können wir dies dann aber von anderen erwarten? Warum sollte uns jemand mehr lieben als wir uns selbst? Warum sollte uns jemand mehr Respekt zollen als wir es selbst uns gegenüber tun? Innen wie außen, oben wie unten. Gleiches zieht gleiches an. Unsere Umwelt spiegelt nur das, wie wir uns selbst fühlen und wahrnehmen. Die Wahrnehmungen über uns und die Welt erschaffen unsere Realität, in der wir leben. Wir sind also die Architekten unseres Lebens.

Erinnern Sie sich noch an die Zeit, als Sie ein paar Wochen alt waren? Damals hat sich das ganze Universum im übertragenen Sinn nur um Sie gedreht. Sie haben geschrien, wenn Sie Hunger oder Durst hatten, einsam waren, Liebe brauchten, es zu kalt oder warm war oder dergleichen. Sie haben in diesem Moment einfach nur versucht, Ihre eigenen Bedürfnisse zu decken. Niemals wurden Sie aber mehr geliebt als damals, als Sie als Baby genau so gehandelt hatten. Sie wurden geliebt für das, wer Sie waren, nicht für das, wie Sie waren oder was Sie getan haben. Sie hatten die Freiheit so zu sein, wie es Ihrem Wesenskern entspricht. Warum haben Sie also irgendwann einmal dann angefangen zu glauben, dass Sie mehr geliebt werden, wenn Sie sich anderen Menschen und deren Meinungen anpassen?

Dieser Mangel an Selbstliebe ist meistens durch eine falsche Eigenwahrnehmung verursacht. Irgendwann haben wir begonnen zu glauben, dass unser Wert daran bemessen wird, wie andere auf uns reagieren, dass unser Wert verhandelbar ist. Wir bekommen Angst und Schuldgefühle. Unser Selbstwert geht dabei oftmals in die Knie. Wir versuchen, uns mit anderen Menschen zu vergleichen und bemerken gar nicht, dass uns jeder Vergleich immer nur noch unglücklicher macht. Wir begeben uns dabei in eine Spirale, die uns immer weiter nach unten zieht.

Diese Liebe zu uns selbst, diesen Frieden mit uns und anderen zu finden, ist aber immens wichtig, wenn wir uns selbst heilen möchten. Keine Heilung ohne Aufarbeitung emotionaler Probleme, loszulassen und zu verzeihen. Dabei geht es weniger um das Gegenüber, sondern fast ausschließlich um uns selbst. WIR lassen los, WIR befreien uns.

Vergebung ist ein 4-stufiger Prozess, um mit unserer eigenen Vergangenheit Frieden schließen und wieder eins mit uns selbst werden zu können. Wir können dabei keine Stufe überspringen oder in eine andere Reihenfolge bringen.

1. Vergib dem anderen für das, was er Dir angetan hat.

Dieser Schritt macht die Aufgabe der eigenen Opferhaltung notwendig. Buddha meinte einmal, dass Groll mit uns herumzutragen wie das Greifen nach einem glühenden Stück Kohle ist in der Absicht, es nach jemandem zu werfen. Man verbrennt sich dabei aber nur selbst.

Wenn wir lernen zu verzeihen und zu vergeben, trennen wir das Ereignis und die damit verbundenen Emotionen auf, die letztlich Glaubenssätze hervorgebracht haben, die uns in unserem aktuellen Zustand behindern, blockieren oder im Ernstfall sogar gesundheitliche Beschwerden verursachen. Wir lassen diese Emotionen gehen, werden wieder ausgeglichener und schaffen dadurch Raum für eine beginnende Selbstheilung auf allen möglichen Ebenen. Die Erinnerung an das ursprüngliche Ereignis wird aber dennoch bleiben, sie ist aber aufgrund des Vergebens nicht mehr emotional aufgeladen, was den primären Wert des Verzeihens darstellt.

2. Bitte selbst den Anderen um Verzeihung für das, was er Dir angetan hat.

An dieser Stelle wird es schon deutlch schwieriger, denn hier spielt der Stolz mit rein. Wie wir aber bereits gesehen haben, tragen auch wir unseren Teil zu einem Streit bei. Hier geht es nicht darum, dass der Andere unsere Entschuldigung annimmt. Wir geben nur das zurück, was wir an negativer Energe nicht mehr haben möchten. Wir sagen uns also los.

3. Vergib Dir selbst für das, was Du getan hast.

Jemand anderem etwas zu verzeihen, ist schon schwierig genug. Sich aber etwas selbst zu verzeihen, ist eine ganz andere Sache.

Dies erfordert Selbstreflexion, ein Bereitsein, sich tiefgehend mit sich selbst auseinander zu setzen.

4. Vergib Dir selbst für das, was Du unterlassen hast zu tun.

»Mein Gott, warum habe ich nicht … Hätte ich bloß nur …« Spätestens auf dem Sterbebett werden wir alle mit dieser Stufe konfrontiert. Wir müssen uns selbst die Frage beantworten, was wir aus unserem Leben gemacht haben. Haben wir wirklich gelebt?

Sterbende nennen immer wieder folgende fünf Themen, die sie im Nachhinein anders machen würden:

- Mut haben, das eigene Leben zu leben

- Mut haben, die eigenen Emotionen auszudrücken

- Weniger arbeiten, mehr Zeit haben für die einfachen Dinge im Leben

- Mehr Zeit mit wichtigen Personen verbringen

- Sich selbst erlauben, glücklicher zu sein, d. h. vieles nicht so ernst nehmen

Während Liebe allen Schmerz beseitigt, bringt Vergebung Frieden. Beides befreit uns vom Schmerz des Nichtloslassens bzw. Anhaftens, ebenso wie die anderen Menschen, die bewusst oder unbewusst Teil dieses Schmerzes sind. Dschalal ad-Din Muhammad Rumi, ein persischer Mystiker und Dichter des Mittelalters, hat dies wunderschön zusammengefasst: »Deine Aufgabe besteht nicht darin, die Liebe zu suchen, sondern in Dir selbst alle Schranken zu finden, die Du gegen sie aufgerichtet hast«.

Dialog mit unserem Teller –
Eine Zusammenfassung

I ch bin fest davon überzeugt, dass es keine objektiv gesunde Ernährung gibt, nur eben eine objektiv ungesunde Ernährung. Die meisten Menschen würden beispielsweise behaupten, dass Paprika gesund ist. Ich zum Beispiel bin aber nicht ausreichend in der Lage, Paprika zu verdauen. Paprika mag also für Sie gesund sein, für mich ist er das aber nicht. Ich merke das auch daran, weil er mir nicht schmeckt. Das, was wir emotional brauchen, wird auch nachgefragt werden. Es gibt aber zweifellos objektiv ungesunde Nahrungsmittel. Wenn ich Ihnen zum Beispiel arsenhaltiges Essen vorsetze, würde ich von einer nicht gerade gesundheitsförderlichen Wirkung ausgehen – letztlich bei uns beiden. Es ist also unstrittig, dass Nahrung objektiv ungesund sein kann. Eine pauschal gesunde Ernährung kann ich aber beim besten Willen nicht erkennen. Der gebürtige Schweizer Arzt und Naturforscher in der Renaissance, Theophrast von Hohenheim, genannt Paracelsus, hat treffend formuliert: »Alle Dinge sind Gift, und nichts ist ohne Gift; allein die Dosis machts, dass ein Ding kein Gift sei« – oder kurz: Die Menge macht das Gift.

Bedeutet es nun, dass zuckerhaltige, fette Speisen, alkoholische Getränke und dergleichen für den einen gut sind, für den anderen weniger? Ich behaupte: Ja, das stimmt. Ist das nun im Widerspruch zu den Erkenntnissen der Ernährungswissenschaften? Nein, denn sie beziehen sich vor allem auf die rein physischen Auswirkungen der Ernährung. Wenn wir aber erhebliche emotionale Defizite in den Ernährungsgruppen 1, 2 und 3 haben, wird eine stark zuckerhaltige, fette und alkoholische Ernährung einen emotionalen Ausgleich darstellen, eine Ersatzbefriedigung. Wie wir aber bereits wissen, ist dies eine Spirale nach unten, zumal uns über kurz oder lang unsere Emotionen eine Botschaft mittels gesundheitlicher Probleme auf körperlicher Ebene signalisieren. Man könnte diese Person zwar dazu anhalten, von raffiniertem Zucker auf süßes Obst umzustellen, um einen qualitativ höherwertigen Zucker zu sich zu nehmen. Genauso könnte man von billigen Fetten auf komplexere Öle umsteigen und auch auf die Qualität des Alkohols einwirken. Wenn die eigenen Emotionen dies aber gewollt hätten, hätten sie dies bereits eingefordert – wir müssten uns diesen ohnedies langfristig beugen. Offensichtlich ist der angebotene Ersatz für die kulinarische Ersatzbefriedigung aber emotional eben doch nicht gleichwertig. Meines Erachtens ist dies auch der falsche Ansatz, da dabei versucht wird, diese Person dazu zu bewegen, etwas aufzugeben, was sie bislang emotional gebraucht und auch unter Umständen genossen hat. Ihr das nun wegzunehmen, was ihr bisher Halt gegeben und sie emotional halbwegs stabil gehalten hat, wäre meiner Meinung fast schon fahrlässig. Die Konsequenz dabei ist nämlich aller Wahrscheinlichkeit nach, dass diese Person auf andere Ersatzbefriedigungen ausweichen wird, die allesamt nicht den gleichen Erfolg bringen werden. Unter Umständen sind diese sozial noch weniger akzeptabel, und es wird dieser Person emotional noch schlechter gehen als bisher. Dieser Person zu helfen, dass sie versteht,was sich hinter dem Essverhalten verbirgt und sie zu begleiten, sich mit sich selbst auseinanderzusetzen, erachte ich psychologisch als eine viel ansprechendere und meistens auch akzeptablere Vorgehensweise. Letztlich wird diese therapeutische Maßnahme deutlich erfolgversprechender sein – vor allem nachhaltiger.

Können wir also über eine Veränderung der Ernährung unsere Emotionen beeinflussen? Nein, denn Ernährung und Emotionen sind eine Einbahnstraße: Die Emotionen bedingen die Ernährung und nicht umgekehrt. Wir können uns hier nicht selbst belügen. Falls doch, wird sich nichts in unserem Leben positiv verändern, dafür sehr wahrscheinlich aber sogar verschlechtern. Das ist auch der Grund, warum keine Diät nachhaltig funktioniert. Nur weil wir zum Beispiel Kohlenhydrate von unserer Essensliste streichen, werden die zugrundeliegenden Emotionen nicht mehr oder weniger befriedigt. Wir berauben diesen Emotionen ihre Ersatzbefriedigung. Es sollte uns also nicht wundern, dass diese Emotionen über kurz oder lang Amok laufen und spätestens über Krankheiten auf ihre Not aufmerksam machen. Nur über eine Veränderung unserer Einstellung zum Leben, durch Aufarbeitung emotionaler Begebenheiten in unserem Leben und durch aktives Annehmen und Leben unseres Lebens sind wir in der Lage, unsere Ernährung zu beeinflussen. Unsere Ernährung ist daher einer der besten Indikatoren, wie wir uns wirklich fühlen.

Was essen also Menschen, die mit sich im Reinen sind? Ganz ehrlich, ich habe bislang noch niemanden getroffen, der wirklich eins mit sich war. Jeder hat emotionale Baustellen, der eine mehr, der andere weniger. Was aber deutlich zu erkennen ist, dass diejenigen Menschen, die bereits seit Längerem offen und ehrlich mit sich selbst arbeiten, eine über alle sieben Ernährungsgruppen hinweg zunehmend ausgewogene Ernährung haben. Die Spitzen, die sich normalerweise in der einen oder anderen Ernährungsgruppe finden, sind deutlich flacher bis gar nicht mehr vorhanden. Natürlich brauchen wir die Nahrungsbestandteile aller sieben Ernährungsgruppen, damit sowohl Körper, als auch Geist und Seele insgesamt in Harmonie und im Gleichgewicht agieren können. Egal, wie weit wir uns bereits selbst reflektiert und verwirklicht haben und dadurch im Einklang mit uns selbst sind, unser Körper braucht ein Mindestmaß an Energiezufuhr – ob über stoffliche oder feinstoffliche Nahrung. Dies bedeutet, dass wir unsere Aufnahme von Eiweiß, Fetten, Kohlenhydraten, Ballaststoffen und Flüssigkeiten auf ein Niveau einpendeln, das wir zum Leben brauchen. Wir essen also weiterhin nicht das, was uns schmeckt. Der Fokus verlagert sich aber dann von dem, was wir emotional brauchen, auf das, was der Körper zum Überleben braucht, damit wir den Schwerpunkt von diesem auf unseren Geist und letztlich auf die Seele, das Transzendente, legen können. Vorausgesetzt, wir sind emotional zunehmend ausgeglichener.

Wir unterschätzen daher allzu oft, welche Macht unsere Gedanken, Überzeugungen und letztlich unsere Emotionen haben und welche Auswirkungen diese auf unsere Gesundheit und unser Wohlbefinden haben. Dabei wäre es so einfach, auf sich zu achten:

- Achten auf unsere eigenen Bedürfnisse und Emotionen

- Selbstliebe und Selbstachtung

- Verantwortung für uns selbst übernehmen

- Aufgabe der Opferrolle

- Hören auf unsere innere Stimme (Intuition)

Wir allein sind somit verantwortlich für unsere Gesundheit. Diese Verantwortung für unsere Gesundheit bedeutet aber nicht zwangsweise, dass wir selbst Schuld für unsere Krankheiten tragen. Wir sind bislang einen Weg gegangen, der uns in eben diese Situation gebracht hat, in der wir uns befinden.

Ein Weg, der aus unverarbeiteten Emotionen besteht. Emotionen, die wir ignoriert, verdrängt, verleugnet oder gar bekämpft haben. Wir haben streckenweise ein Leben geführt, das nicht unserem Wesen entsprochen hat, und haben uns selbst in die Opferrolle gebracht. Dies ist nicht wegzudiskutieren. Wir sind nicht Schuld an der Entwicklung bis hierher, da wir es unter Umständen nicht besser wussten, aber wir tragen sehr wohl die Verantwortung für uns selbst, wie wir das weitere Leben ab sofort bestreiten.

Hören wir also auf unsere Emotionen und achten wir auf unsere Bedürfnisse! Unser Körper kommuniziert nämlich jeden Tag mit uns. Die Einladung zum Gespräch und die damit einhergehende dringliche Agenda liegen täglich auf unserem Teller.

Verbindung mit uns selbst – Ein Ausblick

Das Leben zu leben ist einfach und schwer zugleich. Es eigenständig und selbstbewusst zu führen, ist eine der größten Herausforderungen. Dazu müssen wir jedoch erfahren, was unser eigenes Bewusstsein ausmacht.

In meiner Hypnosetherapie-Praxis versetze ich meine Klienten in Trance oder leite sie dazu an, damit sie sich mit ihrem Unterbewusstsein und unter Umständen sogar mit ihrem Überbewusstsein (Seelenebene, Zugang zur spirituellen Welt) verbinden können. Erst in Trance sind wir in der Lage, mit denjenigen Teilen unseres Bewusstseins in Kontakt zu treten, die im Alltag vom Verstand meistens gefiltert werden. Das Erste, was ich meinen Klienten immer sage, ist: Ich heile nicht. Ich helfe. Ich stelle gezielte Fragen und führe meine Klienten durch die Eindrücke, Empfindungen und Wahrnehmungen, die in ihnen selbst hochkommen. Ich helfe ihnen dabei, diese Erfahrungen in Trance emotional zu verarbeiten und sich der Lektionen daraus bewusst zu werden. Unabhängig von der Trance-Tiefe behalten meine Klienten die volle Kontrolle und Selbststeuerungsfähigkeiten und können sich im Anschluss an alle Einzelheiten der Sitzung erinnern.

Ich helfe Menschen, in Kontakt mit sich selbst zu kommen, sich mit sich selbst auseinanderzusetzen, die Problemzonen ihres Lebens zu erkennen, diese bewusst aufzuarbeiten und mit gutem Ende sogar zu beseitigen. Ich helfe ihnen, auf neu auftauchende Probleme aktiv zuzugehen und dadurch sich selbst zu helfen.

Spirituelle Hypnose stellt dabei einen neuen, faszinierenden Weg dar, mit sich selbst wieder in Einklang zu kommen. Durch eine geleitete, aufdeckende Hypnose, die sowohl den Körper, als auch den Geist und vor allem die Seele als wesentlichen und integralen Teil in unser Leben mit einbindet, gelangen wir zu einer Draufschau unserer Situation. Dadurch sind wir in der Lage, bisher nicht erkannte Ursachen zu beseitigen und neue Lösungsmöglichkeiten für uns selbst herauszufinden. Diese ganzheitliche Sicht und das Verständnis von uns selbst ist die Kernarbeit von spiritueller Hypnose.

Spirituelle Hypnose kann sowohl Menschen helfen, bei denen akute gesundheitliche Probleme, mentale Blockaden, der Wunsch nach Veränderung oder schlichtweg die Neugier im Vordergrund stehen, mehr über sich selbst zu erfahren. Aber auch wenn Menschen versuchen, das Wesen ihrer Existenz und ihrer Bestimmung zu verstehen, finden sie Antworten.

Ich bin fest davon überzeugt, dass es keine Zufälle gibt. Alles passiert aus *gutem* Grund. Krankheiten, Schmerzen, Unfälle und Schicksalsschläge sind letztlich nur Botschaften unseres inneren Selbst, um uns auf unseren individuellen Weg zurückzubringen. Dabei sind wir niemals Opfer, sondern ausnahmslos immer aktiv in diese Erfahrungen eingebunden. Das zeigt auch meine langjährige Praxiserfahrung.

Menschen in Trance erinnern sich, wie sie ihren sich entwickelnden Körper immer wieder verlassen, um sich auf das bevorstehende Leben noch bewusster vorzubereiten. Sie sind dabei in der Lage, diesen Prozess des Austritts aus und Wiedereintritts in den physischen Körpers sowie die Erlebnisse dazwischen im Detail zu beschreiben. Diese Erfahrungen sind höchst individuell und unabhängig vom Geschlecht, dem Alter, der sozialen, kulturellen und intellektuellen Entwicklung oder Herkunft sowie von der philosophischen oder religiösen Ausrichtung der jeweiligen Person. Dennoch sind diese persönlichen Erfahrungen und Erinnerungen stets und durchweg vergleichbar, genauso wie das Verständnis über den Grund, warum man letztlich in dieses Leben geboren wurde.

Der von mir entwickelte Ansatz Body Wisdom vereint die ganzheitliche Betrachtung von Körper, Geist und Seele. Body Wisdom erlaubt uns besser zu verstehen, welche Botschaften sich hinter unseren Beschwerden verstecken. Meistens liegen die dazugehörigen Ursachen in früheren Zeiten unseres jetzigen Lebens. Es kommt aber immer wieder vor, dass die Ursachen dafür noch weiter in der Vergangenheit zurückliegen.

Rückführungen in vergangene Leben sowie Rückführungen in das Zwischenleben, also das »Leben« zwischen den einzelnen Inkarnationen, können sehr hilfreich sein, um Ursachen verschiedener Beschwerden aufzudecken und letztlich aufzuarbeiten. Wir können für uns erkennen und uns wieder daran erinnern, mit welchen Zielen wir in dieses Leben gekommen sind und was wir erreichen möchten. Körperliche Probleme können in einem viel größeren Kontext wahrgenommen werden, indem wir uns mit unserer eigenen Lebensaufgabe auseinandersetzen. Das Gleiche trifft auch auf schwere Unfälle, schwerwiegende oder angeborene Krankheiten zu, die uns darauf hinweisen, dass wir nicht mehr im Einklang mit unserer eigentlichen Seelenaufgabe sind.

Ebenso bekommen wir ein tiefes, klares Verständnis für alle Arten von menschlichen Tragödien oder anderen Ereignissen, die tiefe Einschnitte in unserem Leben bedeutet haben. Die Resultate einer solchen Seelenreise sprechen für sich: Die Konsequenzen, die diese Menschen aufgrund dieser tief gehenden Erfahrungen und Lektionen für ihr heutiges Leben ziehen und die daraus resultierende Heilung auf emotionaler und idealerweise auch auf körperlicher Ebene sind immer wieder beeindruckend. Auch auf dieser Ebene haben die Ernährungsgruppen ihre Gültigkeit und weisen uns den Weg. Das Ziel erreichen wir aber meistens nur in einem tiefen Trancezustand.

Was ist nun also Heilung? Wo fängt Heilung an und wo hört sie auf? Heilung ist für mich mittlerweile zu etwas geworden, das jeder für sich selbst definiert. Vielleicht findet nicht immer eine Heilung auf körperlicher Ebene statt. Aber ist eine von der betroffenen Person selbst wahrgenommene emotionale Heilung nicht gleichwertig? Ich habe schon so viele Momente mit meinen Klienten erlebt, in denen diese aufgrund einer einzigen Sitzung Antworten für sich gefunden haben, die eine Krankheit ungeschehen gemacht hat oder aber ihnen derart viel Trost gegeben hat, dass sie mit einer Situation abschließen oder diese sogar aktiv haben annehmen können.

In meinen Einzelsitzungen, Vorträgen, Workshops und Seminaren steht vor allem die Selbsterkenntnis im Vordergrund. Erst wenn wir eins mit uns selbst sind oder zumindest aber bereit sind, uns mit uns selbst auseinanderzusetzen, werden wir diese Liebe auch an andere Menschen weitergeben können. Körper, Geist und Seele sind eins. Sie warten nur darauf, von uns entdeckt zu werden. Dieses Buch soll ein erster Schritt in diese Richtung sein, uns wieder mit uns selbst zu verbinden.

Spirituelle Hypnose öffnet die Tür zu den letzten Wahrheiten und Bewusstseinsebenen – aber nur einen Spalt. Das ist das Geheimnis, das sich zu entschlüsseln lohnt. Sie haben vielleicht einiges Neues erfahren oder Altbekanntes von einer anderen Perspektive aus betrachtet. Vielleicht haben Sie neue Impulse für Ihr Leben bekommen oder sind einfach neugierig geworden, was alles möglich ist und was es noch alles in den Tiefen Ihres Selbst zu entdecken gibt. Es ist meine Absicht, Sie neugierig zu machen, damit Sie sich selbst auf die Reise zu einer neuen Erfahrung der Selbstwahrnehmung machen.

Ich möchte Ihnen zum Abschluss noch einen Satz mitgeben, der in leicht abgeänderter Form dem Dalai Lama XIV zugesprochen wird, und mit meinen eigenen Worten ergänzen: *»Nur weil jemand nicht auf meinem Weg geht, bedeutet nicht, dass er sich verlaufen hat.«* Er geht einfach nur seinen eigenen Weg.

Ich wünsche Ihnen von Herzen, dass auch Sie Ihren Weg nun mutiger gehen können. Ganz egal, welche Musik Ihr Leben spielen mag: Tanzen Sie Ihren eigenen Tanz dazu!

Markus Lehnert

www.spirituelle-hypnose.net

Bibliografie

Braden, Gregg:»The Divine Matrix«, Hay House, 2007

Brennan, Barbara Ann:»Licht-Arbeit«, Goldmann, 23. Auflage, 1989

Brofmann, Martin:»Das Körper-Spiegel-System«, Co'med, 2. Auflage, 2006

Institute of HeartMath:»The Inside Story: Understanding the Power of Feelings«, 2002

Kaptchuk, Ted:»Das große Buch der chinesischen Medizin«, Knaur, 2010

Minich, Deanna M.:»Chakra Foods for Optimum Health«, Conari Press, 2009

Murphy, Joseph:»Die Macht Ihres Unterbewusstseins«, Ariston, 2015

Ware, Bronnie:»5 Dinge, die Sterbende am meisten bereuen: Einsichten, die Ihr Leben verändern«, Arkana, 2013

Westdeutscher Rundfunk und arte:»Die Macht des Unbewussten«, colourFIELD, 2011

Anhang

Zuordnung der Nahrungsmittel

	Ernährungsgruppe						
	1	2	3	4	5	6	7
Fleisch							
Fisch	x						
Fleisch	x						
Geflügel	x						
Meeresfrüchte	x						
Wild	x						
Milchprodukte							
Butter	x						
Buttermilch	x						
Butterschmalz (Ghee)	x						
Frischkäse	x						
Joghurt	x						
Käse	x						
Kefir	x						
Milch	x						
Quark	x						
Sahne	x						
Eier	x						
Hülsenfrüchte							
Adzukibohne	x		x				
Cannellinibohne	x		x				
Erbse	x		x				
Erdnuss	x						
Favabohne	x		x				
Grüne Bohne	x		x				

	Ernährungsgruppe						
	1	2	3	4	5	6	7
Kichererbse	x		x				
Kidneybohne	x		x				
Limabohne	x		x				
Linsen	x		x				
Mungobohne	x		x				
Pintobohne	x		x				
Schlangenbohne	x		x				
Schwarze Bohne	x		x				
Soja	x		x				
Weiße Bohne	x		x				
Gemüse							
Artischocke		x	x				
Aubergine		x					
Bittermelone		x					
Blattkohl			x				
Blumenkohl		x	x				
Brokkoli		x	x				
Chinakohl			x				
Daikon	x		x				
Frühlingszwiebel	x		x				
Grünkohl			x				
Gurke			x	x			
Ingwer	x	x					
Jamswurzel			x				
Karotte	x						
Kartoffel	x	x					
Klettenwurzel	x						
Knoblauch	x	x					
Kochbanane		x					
Kohlrabi	x						

	Ernährungsgruppe						
	1	2	3	4	5	6	7
Kürbis		x					
Lauch	x		x				
Mais		x					
Meerrettich	x		x				
Pak Choi			x				
Paprika		x		x			
Pastinake	x	x					
Radieschen	x						
Rettich	x						
Romanesco			x				
Rosenkohl			x				
Rote Beete	x						
Rotkohl			x				
Schalotte	x						
Sellerie	x		x				
Steckrübe	x	x					
Süßkartoffel	x						
Tomate				x			
Wasabi	x		x				
Wasserbrotwurzel	x	x					
Wirsing			x				
Yucca	x						
Zucchini		x					
Zwiebel	x	x					
Tierische Fette							
Butter		x					
Butterschmalz (Ghee)		x					
Fischöl		x					
Fleischfett		x					
Joghurt		x					

	Ernährungsgruppe						
	1	2	3	4	5	6	7
Kefir		x					
Meeresfrüchte		x					
Sahne		x					
Schmalz		x					
Pflanzliche Fette und Öle							
Avocado		x					
Erdnuss		x					
Färberdistel		x					
Hanf		x					
Kokos		x					
Kürbiskern		x					
Leinsamen		x					
Mandel		x					
Olive		x					
Raps		x					
Reis		x					
Sonnenblumenkern		x					
Traubenkern		x					
Walnuss		x					
Obst							
Ananas			x	x		x	
Apfel				x		x	
Aprikose			x			x	
Avocado			x			x	
Banane				x		x	
Birne				x		x	
Dattel				x		x	
Esskastanie				x		x	
Feige			x			x	
Grapefruit				x		x	

	Ernährungsgruppe						
	1	2	3	4	5	6	7
Kaki		x			x		
Kirsche			x		x		
Kiwi		x			x		
Kokosnuss	x				x		
Kumquat		x			x		
Mandarine		x			x		
Mango		x			x		
Maracuja		x			x		
Melone		x			x		
Nektarine		x			x		
Orange		x			x		
Papaya		x			x		
Pfirsich		x			x		
Pflaume			x		x		
Sternfrucht			x		x		
Tangerine		x			x		
Traube			x		x		
Beeren							
Brombeere					x	x	
Heidelbeere					x	x	
Himbeere					x	x	
Johannisbeere					x	x	
Preiselbeere					x	x	
Stachelbeere					x	x	
Getreide							
Amarant			x				
Buchweizen			x				
Dinkel			x				
Gerste			x				
Hafer			x				

	Ernährungsgruppe						
	1	2	3	4	5	6	7
Hirse			x				
Khorasan-Weizen			x				
Mais			x				
Naturreis			x				
Quinoa			x				
Roggen			x				
Triticale			x				
Weizen			x				
Salate							
Borretsch				x			
Brennnessel				x			
Brunnenkresse				x			
Chicorée				x			
Eichblatt				x			
Eisberg				x			
Endivie				x			
Feldsalat				x			
Kopfsalat				x			
Löwenzahn				x			
Radicchio				x			
Romana				x			
Roter Klee				x			
Rucola				x			
Meerespflanzen							
Agar						x	
Arame						x	
Chlorella				x			
Dulse						x	
Hijiki							
Irisches Moos						x	

	Ernährungsgruppe						
	1	2	3	4	5	6	7
Kelp					x		
Kombu					x		
Nori					x		
Spirulina				x			
Wakame					x		
Pilze	x						
Nüsse							
Erdbeere	x						
Nüsse	x	x					
Saaten, Sprossen und Keime							
Alfalfa				x			
Flohsamen		x	x	x			
Hanf		x		x		x	
Kürbiskern	x	x		x			
Leinsamen		x	x	x			
Mohn		x		x		x	
Sesam	x	x	x	x			
Soja	x			x			
Sonnenblume	x	x	x	x			
Gewürze							
Basilikum				x		x	
Bockshornklee			x			x	
Cayennepfeffer	x		x			x	
Chili	x					x	
Curry			x			x	
Dill				x		x	
Estragon				x		x	
Fenchel		x		x		x	
Ingwer	x		x			x	
Kakao			x			x	

	Ernährungsgruppe						
	1	2	3	4	5	6	7
Kardamom			x		x		
Koriander			x	x	x		
Kreuzkümmel			x		x		
Kümmel		x			x		
Kurkuma	x		x		x		
Lorbeer				x	x		
Majoran				x	x		
Meerrettich	x		x		x		
Minze				x	x		
Muskat		x	x		x		
Nelken			x		x		
Oregano				x	x		
Paprika	x				x		
Petersilie				x	x		
Pfeffer	x		x		x		
Piment			x		x		
Quendel				x	x		
Rosmarin				x	x		
Salbei				x	x		
Salz		x					
Schnittlauch				x	x		
Thymian				x	x		
Vanille			x		x		
Verbena			x		x		
Wasabi	x		x		x		
Zimt			x		x		
Süßungsmittel							
Dicksaft				x		x	
Fructose				x		x	
Honig				x		x	

	Ernährungsgruppe						
	1	2	3	4	5	6	7
Sirup			x			x	
Stevia			x			x	
Zucker			x			x	
Getränke							
Alkohol	x	x	x				
Essig			x			x	
Fruchtsaft			x				
Kaffee	x	x				x	
Sauce					x		
Suppe					x		
Tee					x	x	
Wasser (Kohlensäure)		x					
Wasser (still)					x	x	x
Energie							
Auswahl					x		
Gebet							x
Liebe				x			x
Meditation						x	
Ruhe					x		
Sauerstoff							x
Sonnenlicht							x

Zuordnung der Organe

	1	2	3	4	5	6	7
Sinnesorgane							
Augen			x		x		
Gehirn							x
Gesamter Organismus							x
Haut				x			
Nase	x					x	
Ohren					x	x	
Zunge		x					
Extremitäten							
Arme				x			
Beine	x						
Ellenbogen			x				
Füße	x						
Hände				x			
Hüfte	x						
Knie			x				
Skelettsystem							
Becken	x	x					
Brustkorb				x			
Gelenke			x				
Gesicht						x	
Haare							x
Kiefer					x		
Knöchel	x						
Knochen	x						
Kopf						x	x
Nacken					x		
Nägel	x						x
Nebenhöhlen						x	
Rippen				x			

	1	2	3	4	5	6	7
Rückenmark					x		
Schultern				x	x		
Zähne	x						
Wirbelkörper							
– Brustwirbel			x	x	x		
– Halswirbel					x	x	x
– Kreuzbein		x					
– Lendenwirbel		x	x				
– Steißbein	x						
Ausscheidungsorgane							
Anus	x						
Harnblase	x	x					
Harnleiter		x					
Mastdarm	x						
Nieren	x	x					
Verdauungssystem							
Bauchspeicheldrüse			x				
Blinddarm			x				
Dickdarm	(x)		x				
Dünndarm		x					
Gallenblase			x				
Leber			x				
Magen			x				
Mund					x		
Speiseröhre					x		
Zahnfleisch					x		
Geschlechts- und Reproduktionsorgane							
Brüste				x			
Eierstöcke		x					
Eileiter		x					
Gebärmutter		x					

	1	2	3	4	5	6	7
Hoden		x					
Hodensack	x						
Nabelschnur		x					
Penis	x						
Plazenta		x					
Prostata	x						
Schamlippen	x						
Atmungsorgane							
Bronchien				x	x		
Luftröhre					x		
Lunge				x			
Lungenfell				x			
Rippenfell				x			
Zwerchfell				x			
Körperflüssigkeiten und Zellen							
Blut	x	x					
Schweiß		x					
Speichel					x		
Sperma		x					
Tränen		x					
Verdauungssäfte		x					
Zellaufbau	x						
Abwehrsystem							
Immunsystem		x					
Lymphe		x					
Lymphknoten	x						
Milz			x				
Bewegungsapparat							
Bänder	x						
Muskeln			x				
Sehnen	x						

	1	2	3	4	5	6	7
Herz-Kreislaufsystem							
Arterien	x						
Blutdruck				x			
Blutkreislauf				x			
Herz				x			
Herzbeutel				x			
Venen	x						
Haut							
Bindegewebe			x				
Haut				x			
Stimmapparat							
Kehlkopf					x		
Rachen					x		
Stimmbänder					x		
Drüsen							
Bauchspeicheldrüse			x				
Eierstöcke		x					
Hirnanhangdrüse						x	
Hoden		x					
Hypophyse							x
Hypothalamus						x	
Nebennieren	x						
Nebenschilddrüse					x		
Peyersche Lymphfollikel	x						
Schilddrüse					x		
Speicheldrüsen					x		
Thymusdrüse				x			
Hormone							
Adrenalin	x						
Aldosteron	x						
Cortison	x						

	1	2	3	4	5	6	7
Glukagon			x				
Insulin			x				
Noradrenalin	x						
Östrogene		x					
Pituitrin						x	
Progesteron		x					
Testosteron		x					
Thymosin				x			
Thyroxin					x		
Vasopressin						x	
Nervengeflechte							
Armgeflecht					x		
Beckengeflecht		x					
Großhirn							x
Großhirnrinde							x
Halsgeflecht					x		
Herzgeflecht				x			
Ischiasnerv	x						
Karotisgeflecht						x	
Kleinhirn						x	
Kreuzbeingeflecht	x						
Mittelhirn							x
Solarplexus				x			
Steißgeflecht	x						
Vagusnerv				x			
Vegetatives Nervensystem				x			
Zentralnervensystem							x
Zwischenhirn						x	

Alphabetische Übersicht der Organe

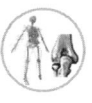 Alle Gelenke

 Arme

 Augen

 Bauchspeicheldrüse

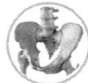 Becken

 Beine

 Bindegewebe

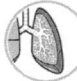 Bronchien

 Brüste

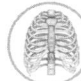 Brustkorb

 Brustwirbel (Th2–Th4)

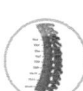 Brustwirbel (Th4–Th12)

 Dickdarm

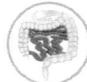 Dünndarm

 Ellenbogen

 Enddarm

 Füße

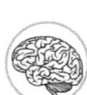 Gehirn

 Gesamter Organismus

 Geschlechtsorgane männlich

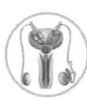 Geschlechtsorgane weiblich

 Gesicht

 Halswirbel (C2–C4)

 Halswirbel (C5–C7)

 Hände

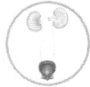 Harnblase

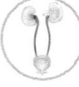 Harnleiter

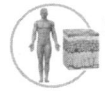 Haut

 Herz

 Hüfte

Immun-
system

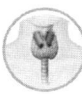 Kehlkopf

 Kiefer

 Knie

 Knochen

 Kopfhaare

 Kopf

 Kreuzbein
(S1-S5)

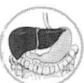 Leber

 Lenden-
wirbel
(L1–L2)

 Lenden-
wirbel
(L2–L5)

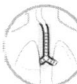 Luftröhre

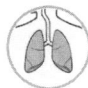 Lunge

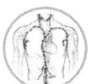 Lymph-
knoten

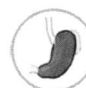 Magen

 Milz

 Mund

 Muskeln

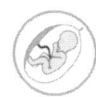 Nabelschnur

 Nacken

 Nägel

 Nase

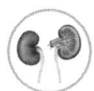 Nieren

 Ohren

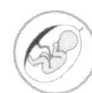 Plazenta

 Ripper

 Schilddrüse

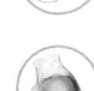 Schultern

 Sehnen/
Bänder

 Speiseröhre

 Steißbein

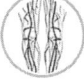 Venen/
Arterien

 Zähne/
Zunge

ZU DEN EIGENEN WURZELN FINDEN

Vera Griebert-Schröder
Eine Reise zu den Ahnen
Schamanische Wege
zu den eigenen Wurzeln

240 Seiten
€ [D] 16,99 / € [A] 17,50 / sFr 23,90
ISBN: 978-3-7934-2285-3
Auch als E-Book erhältlich.
www.allegria-verlag.de

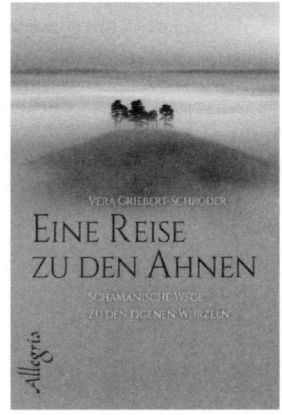

Erst wenn man mehr über seine Vorfahren weiß und sich seiner Herkunft bewusst ist, kann man zu sich selbst finden. Die Aussöhnung mit der Vergangenheit und das Wissen um die eigene Herkunft sind wichtig für die persönliche Entwicklung. Sie stärken das Identitätsgefühl und vermitteln ein Gefühl von Geborgenheit und Zugehörigkeit. Auf anschauliche Weise verknüpft Vera Griebert-Schröder traditionelles schamanisches Wissen mit neuem modernen Wissen und macht es dadurch für den Alltag anwendbar.

Lernen Sie schamanische Praktiken und Rituale kennen und erspüren Sie mit Fantasiereisen, die Wege Ihrer Ahnen. Entdecken Sie, dass Sie Teil einer Kette sind, aus der Sie Kraft schöpfen können.